La cystite

LA SANTÉ SANS TABOU

La cystite

Mieux la comprendre, mieux la vivre

Docteur Sophie Conquy

Illustrations : **Emmanuelle Teyras**

MANGO

Sommaire

Introduction

Affection fréquente et non contagieuse, le plus souvent bénigne, la cystite est particulièrement gênante par ses symptômes mais aussi par son caractère fréquemment récidivant.

Appelée cystite, infection urinaire, voire, par certaines patientes, colibacillose en raison du germe le plus souvent en cause – *l'Escherichia coli* –, il s'agit en fait d'un état inflammatoire d'origine infectieuse, c'est-à-dire de la réaction de la paroi de la vessie à la présence de certains microbes dans l'urine.

En raison de l'anatomie de l'appareil urinaire (voir p. 30), la cystite concerne quasi exclusivement les femmes et peut survenir à tout âge.

Prise en charge par différentes spécialités (médecin généraliste, infectiologue, urologue, voire gynécologue), cette pathologie sans gravité mais souvent rebelle est mal-aimée par les praticiens. Elle inquiète les patientes qui se voient souvent contraintes d'utiliser de nombreux antibiotiques alors que l'on sait qu'il faut plutôt être parcimonieux avec ces médicaments. Par ailleurs, les innombrables conseils relevés sur Internet peuvent se révéler farfelus et contradictoires.

Nous allons donc tenter d'expliquer pourquoi ces infections surviennent, quels sont les moyens d'y remédier et quelles sont les perspectives d'avenir pour leur prise en charge.

Idées reçues sur les infections urinaires

1 « IL EXISTE DES CYSTITES SANS DOULEUR. »
FAUX !

La douleur, si elle peut être d'une intensité variable, fait partie de la définition de la cystite. En l'absence de symptômes, on parle de colonisation bactérienne dont la gestion est bien différente. En effet, en dehors de la grossesse ou avant une intervention chirurgicale sur l'appareil urinaire, il n'est pas nécessaire de dépister la présence de microbes dans les urines ni de les traiter avec des antibiotiques lorsqu'il n'y a pas de symptômes. Voir p. 51.

2 « ON PEUT FAIRE PIPI DANS SA CULOTTE À L'OCCASION D'UNE CYSTITE. »
VRAI !

La paroi vésicale est irritée par la présence du microbe. Ceci peut s'accompagner de contractions du muscle vésical responsables d'envies irrépressibles d'uriner et parfois de fuites d'urine. Voir p. 52.

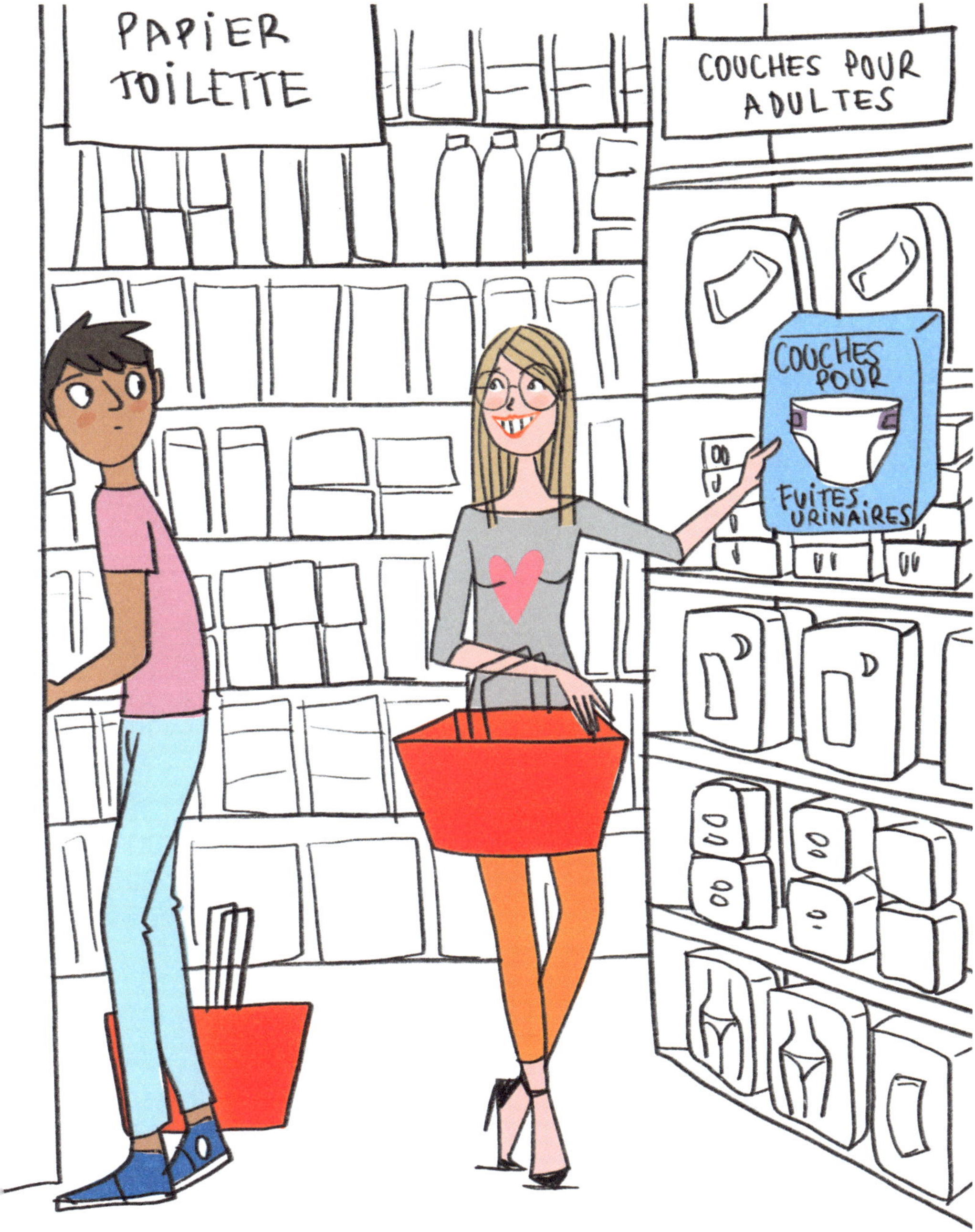
PAPIER TOILETTE
COUCHES POUR ADULTES
COUCHES POUR
FUITES URINAIRES

3 « IL EST INDISPENSABLE D'ATTENDRE LE RÉSULTAT D'UNE ANALYSE D'URINE AVANT DE PRENDRE UN TRAITEMENT. » FAUX !

Lorsque les signes sont typiques (brûlures, envies impérieuses, urines troubles et malodorantes) et que l'on n'a pas d'autres maladies ni de grossesse en cours, il est possible de prendre un traitement antibiotique dit « probabiliste », c'est-à-dire dont on sait qu'il sera a priori efficace. Voir p. 71.

4 « LA CRANBERRY EST LE NOUVEAU TRAITEMENT DES CYSTITES QUI REMPLACE LES ANTIBIOTIQUES. » FAUX !

Cette baie a pu, dans certaines études, prouver son efficacité pour éviter, chez certaines femmes, les récidives d'infection urinaire mais elle ne constitue pas le traitement de la crise et ne permet pas de faire disparaître les microbes.
De plus, des études contradictoires ont été publiées, certaines ne trouvant aucune efficacité à ce traitement et, comme il ne s'agit pas d'un médicament, il est difficile de savoir ce que contient exactement le produit que l'on absorbe. Voir p. 91.

5 « BOIRE DE L'EAU ABONDAMMENT EST LA MEILLEURE PRÉVENTION DES CYSTITES. »

VRAI !

Que ce soit pendant la crise ou pour éviter les récidives, il est nécessaire de boire environ 1,5 litre d'eau par jour. Ceci contribue à éliminer les microbes éventuellement présents dans le flot urinaire. Voir p. 73 et 83.

6 « IL FAUT ÉVITER D'URINER TROP SOUVENT PENDANT UNE CYSTITE. »

FAUX !

Au contraire, et bien que ce soit souvent douloureux, il faut boire beaucoup et uriner souvent pour permettre aux microbes de s'évacuer. Plus l'on se retient et plus les urines stagnent dans la vessie, ce qui entretient l'infection. Voir p. 83.

7 « IL FAUT S'ESSUYER D'AVANT EN ARRIÈRE APRÈS LES SELLES. »

VRAI !

Les microbes responsables des cystites viennent le plus souvent des intestins. Il faut éviter de leur faciliter la tâche en les approchant de l'extrémité de l'appareil urinaire ! Voir p. 86.

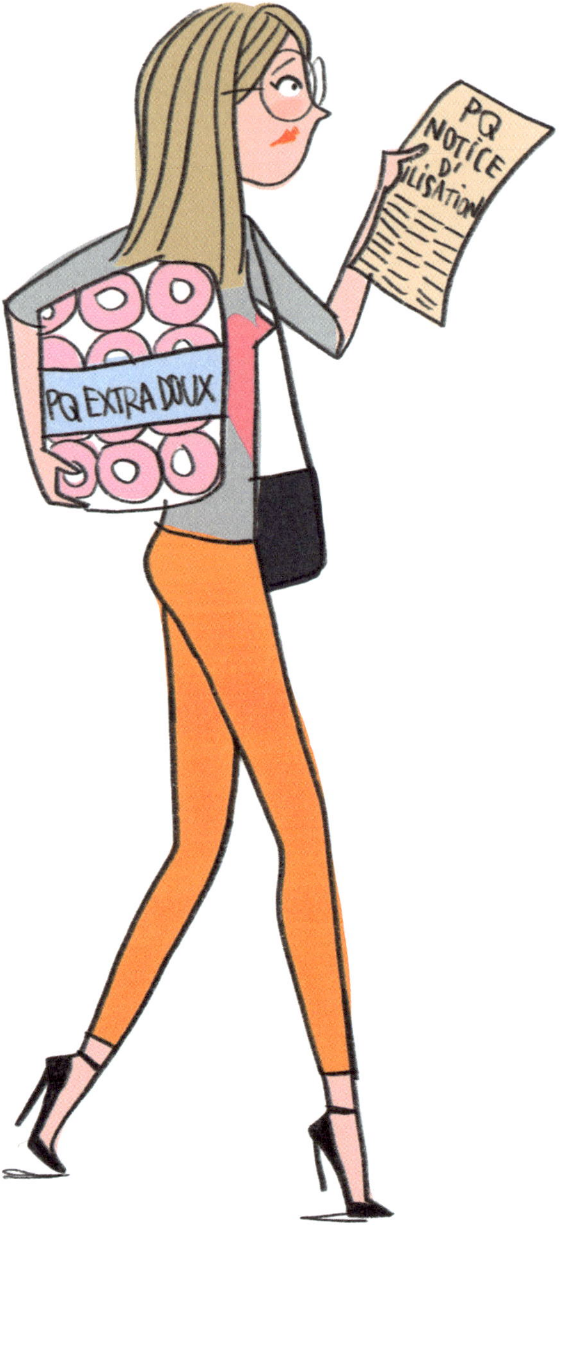
PQ
NOTICE
D'
LISATION
PQ EXTRA DOUX

8 « LES ALCOOLS BLANCS FAVORISENT LES INFECTIONS URINAIRES. » PLUTÔT VRAI !

Le champagne et le vin blanc sont responsables d'une modification du pH des urines qui semble, chez certaines femmes, favoriser le développement des microbes.

9 « LES CYSTITES SONT SEXUELLEMENT TRANSMISSIBLES. » FAUX !

Les rapports sexuels sont des facteurs favorisant les infections urinaires par leur aspect mécanique et les mouvements de va-et-vient. Pour autant, les microbes responsables des infections urinaires sont les nôtres et ne sont pas transmis par le partenaire. Voir p. 85.

10 « IL EXISTE UNE AUGMENTATION DE LA FRÉQUENCE DES CYSTITES EN ÉTÉ. » VRAI !

L'hydratation insuffisante lorsqu'il fait chaud et la modification des habitudes de vie (baignades, maillot de bain, rapports sexuels...) contribuent à cette saisonnalité des infections urinaires. Voir p. 44.

11 « QUI A EU UNE CYSTITE EN AURA TOUTE SA VIE. » FAUX !

Heureusement, au moins la moitié des femmes qui ont eu une cystite n'en auront plus (ou en tout cas, que très occasionnellement). Cela revient tout de même à dire que près d'une femme sur deux sera concernée par les infections récidivantes, c'est-à-dire au moins 3 crises par an ! Voir p. 41.

12 « NOUS SOMMES TOUTES ÉGALES FACE AU RISQUE D'INFECTION URINAIRE. » FAUX !

Bien que les facteurs de risque ne soient pas précisément découverts, il semble exister une prédisposition (peut-être génétique ou familiale) qui fait que certaines femmes sont plus concernées que d'autres. Voir p. 41.

13 « UTILISER UNE COUPE MENSTRUELLE FAVORISE LES INFECTIONS URINAIRES. » FAUX !

Aucune étude n'a montré de lien entre coupe menstruelle et cystite. Comme toutes les autres protections menstruelles (tampons périodiques ou serviettes hygiéniques), la coupe peut être exceptionnellement responsable de complications infectieuses graves (choc toxique) si elle n'est pas vidée régulièrement mais elle ne favorise pas la cystite, peut-être moins encore que les serviettes qui sont responsables d'une macération et d'une irritation locale sur la vulve.

14 « CE N'EST PAS DANS LES TOILETTES PUBLIQUES QUE L'ON "ATTRAPE" UNE CYSTITE. » VRAI !

Les microbes responsables de la cystite viennent principalement de nos intestins. De plus, il n'y a pas de contact entre l'orifice par lequel on urine (le méat) et la cuvette des toilettes, donc pas de crainte de ce côté-là.

15 « LA DÉSINFECTION DE LA VULVE À L'EAU DE JAVEL DILUÉE ÉVITE LES INFECTIONS URINAIRES. » FAUX !

Une bonne hygiène quotidienne de la vulve et du périnée est indispensable mais elle doit être délicate, à la main plutôt qu'avec un gant de toilette, nid à microbes. On doit utiliser des produits doux, respectant la flore locale (comme le vrai savon de Marseille). L'eau de javel, même diluée, est beaucoup trop agressive. Voir p. 90.

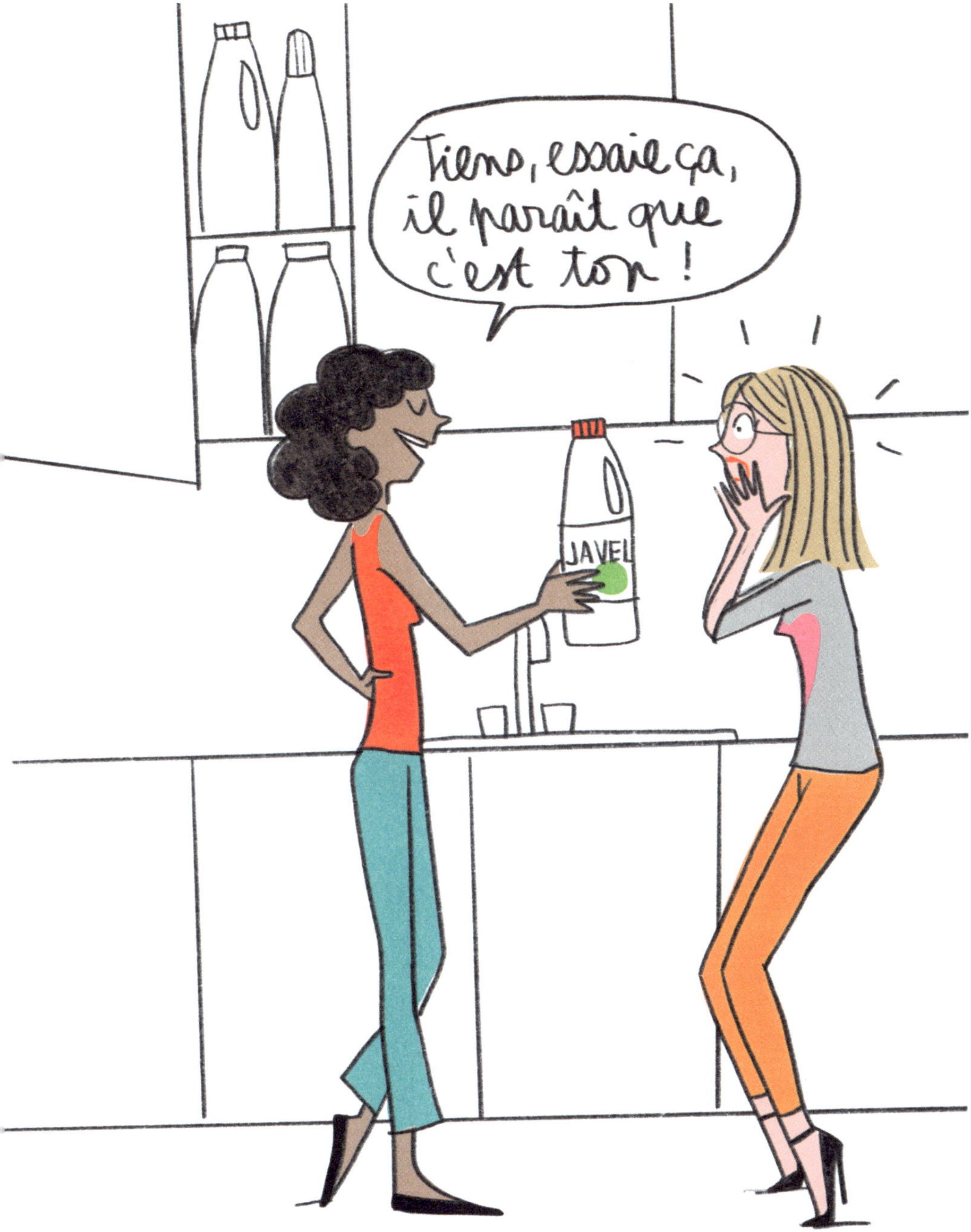
Tiens, essaie ça, il paraît que c'est top !
JAVEL

Quelques rappels d’anatomie et de physiologie

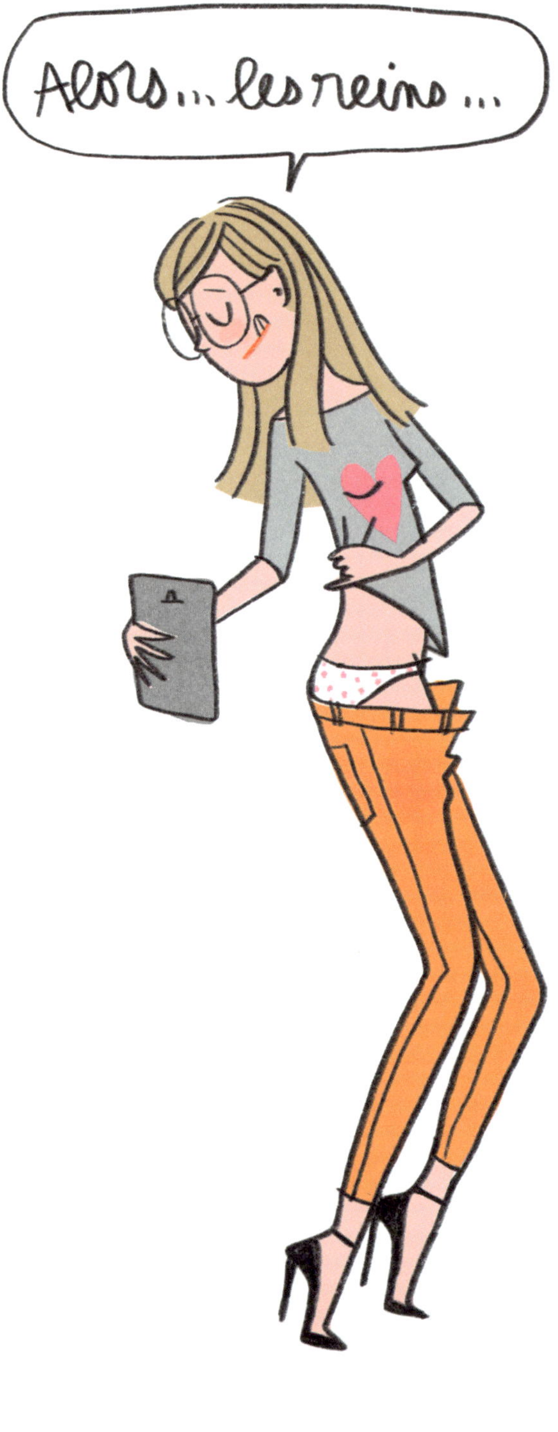
Alors... les reins...

Mais d'où vient l'urine ?

PETIT RAPPEL SUR L'ANATOMIE DE L'APPAREIL URINAIRE

Les deux reins sont situés dans le haut du dos, sous les côtes. Ils mesurent chacun environ 12 cm et pèsent 120 à 150 g. Ils permettent de filtrer le sang et de le débarrasser de certains de ses déchets. Ils sont donc responsables de la fabrication de l'urine qui contient ces déchets. Chaque jour, l'être humain fabrique environ 1,5 litre d'urine.
Les deux uretères permettent l'acheminement de l'urine depuis les reins jusqu'à la vessie. La partie supérieure de l'uretère, appelée bassinet, est en forme d'entonnoir et se poursuit par un tuyau d'environ 25 cm de longueur.
La vessie est une cavité dont la taille dépend de la quantité d'urine qui s'y trouve puisqu'elle en permet le stockage. Elle est essentiellement composée d'un muscle appelé détrusor qui, lors de sa contraction, va permettre l'évacuation de l'urine stockée. C'est ce que l'on appelle en terme scientifique la miction, le fait d'uriner.

L'appareil urinaire chez la femme et l'homme

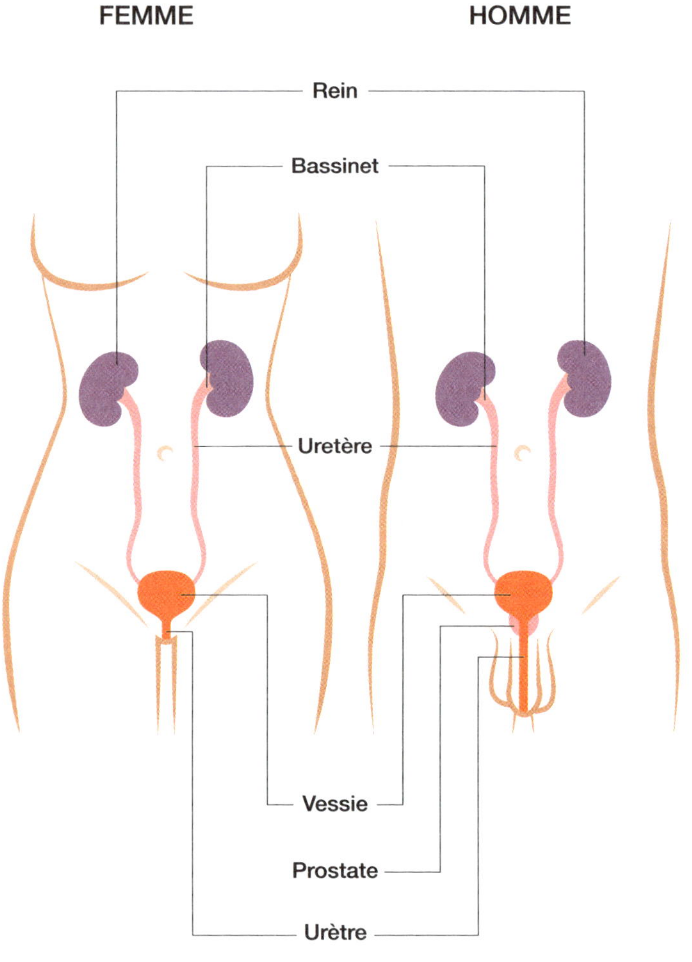

L'appareil génital de la femme

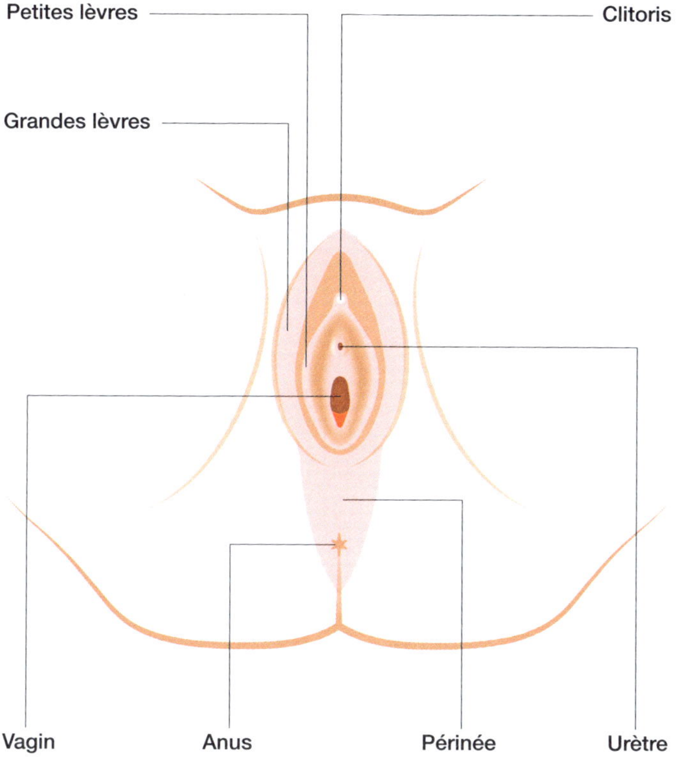

Ce muscle est tapissé, à l'intérieur de la vessie, d'une muqueuse qui comporte de nombreux récepteurs permettant de ressentir l'envie d'uriner (en général lorsqu'elle contient 300 à 500 ml d'urine) mais qui sont aussi responsables de la sensation douloureuse lors des infections.
L'urètre est le conduit par lequel l'urine est évacuée à l'extérieur lorsque l'on urine. Chez la femme, il est très court (3,5 cm contre 15 cm chez l'homme) et se termine juste au-dessus de l'entrée du vagin (schéma 2). La zone située entre le vagin et l'anus, appelée périnée, est courte (environ 3 cm) et les orifices d'évacuation de l'urine et des selles sont donc proches. Ces particularités anatomiques expliquent la plus grande fréquence des cystites chez la femme.

LA FABRICATION DE L'URINE

Les reins, en forme de haricots, sont constitués de nombreuses cellules et leur fonction dans l'organisme est de participer au nettoyage du sang.
Le sang arrive dans le rein par des vaisseaux de plus en plus petits depuis l'aorte puis l'artère rénale et il passe dans les plus petites cellules du rein, appelées néphrons. Chaque rein contient plus d'un million de néphrons. Ces néphrons agissent comme des filtres pour nettoyer les impuretés et

les transférer vers l'urine ce qui permettra ensuite leur évacuation à l'extérieur du corps humain.
Ce travail d'épuration du sang se répartit entre les deux reins mais en réalité, un seul rein suffit pour vivre normalement.
L'urine est légèrement acide, surtout jusqu'à la ménopause, et contient de l'urée et des acides organiques qui inhibent la croissance des microbes. Elle contient également des polyamines, facteurs antibactériens, qui détruisent près de 70 % des microbes.

LE STOCKAGE DE L'URINE

Acheminée en continu depuis les reins par l'intermédiaire des uretères, l'urine est conservée pendant un certain temps dans la vessie (ce qui permet une vie sociale, sinon elle s'écoulerait en permanence à l'extérieur !). La capacité de la vessie est assez variable d'une personne à l'autre et est influencée par les habitudes de chacun. Si l'on se retient beaucoup (par peur d'uriner en dehors de chez soi par exemple), la vessie va s'habituer peu à peu à contenir une plus grande quantité d'urine.
À l'inverse, les femmes qui prennent l'habitude d'uriner souvent (par peur d'avoir envie à un mauvais moment) ont une moindre capacité.

En principe, la capacité est comprise entre 300 et 500 ml chez la femme adulte.
Quand la vessie est pleine, les récepteurs sensitifs situés dans la paroi vont informer le cerveau. Ceci conduit à un comportement social adapté visant à se diriger vers les toilettes pour vider la vessie. C'est cet apprentissage qui conduit à l'acquisition de la propreté chez l'enfant vers 3 ans.

L'ÉLIMINATION DE L'URINE OU MICTION

La vidange de la vessie doit être indolore, sans effort de poussée et complète – il ne doit pas (ou pratiquement pas) rester d'urine dans la vessie lorsque l'on sort des toilettes.
Cette vidange de la vessie (dite vidange vésicale ou miction) est obtenue grâce à la contraction du muscle de la vessie et au relâchement des différents muscles situés autour de l'urètre, d'où la nécessité d'être en bonne position et bien détendue pour uriner. Il faut en effet être confortablement assise et bien relâcher les muscles du périnée.

À RETENIR

- La fonction essentielle de l'appareil urinaire est de nettoyer le sang d'une partie de ses déchets.
- L'appareil urinaire est constitué d'organes de filtration (les reins), d'acheminement (les uretères) et de stockage temporaire (la vessie).
- L'évacuation de la vessie doit être indolore et complète.

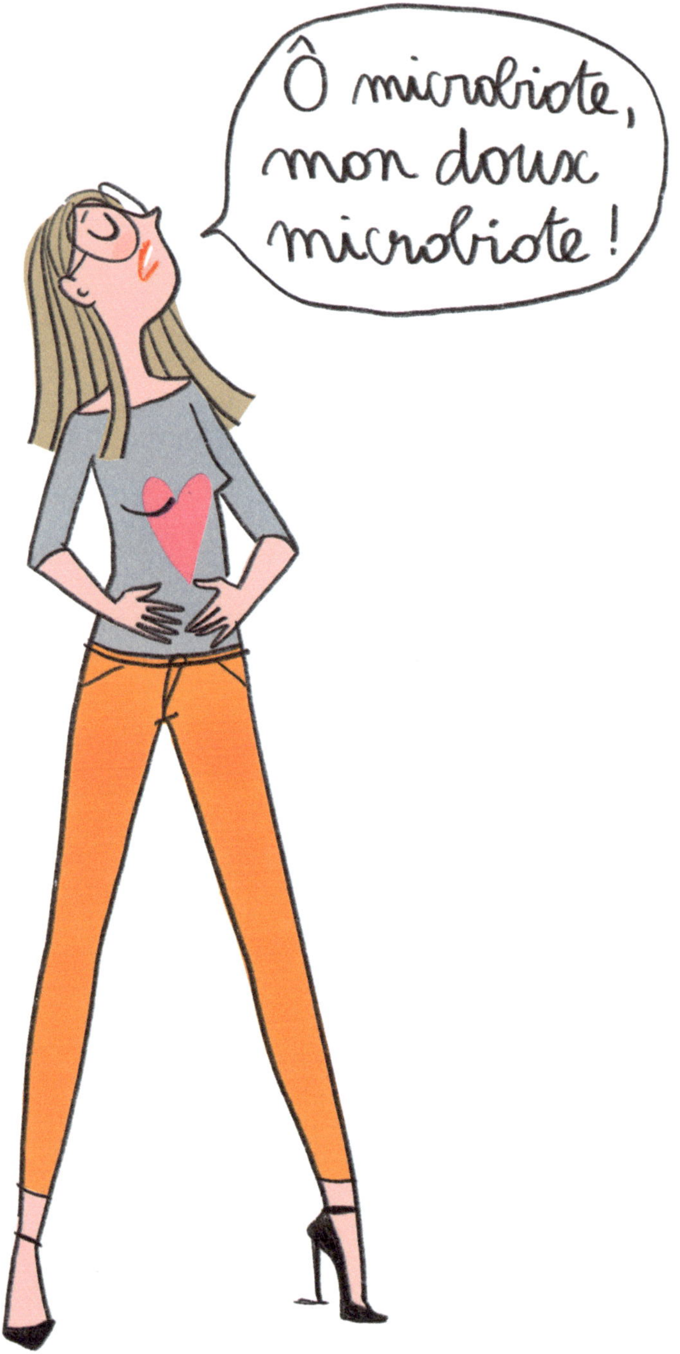
Ô microbiote, mon doux microbiote !

Quels microbes peuvent se trouver dans l'urine et pourquoi ?

LES MICROBES INTERNES : LE MICROBIOTE

Contrairement à une idée longtemps considérée comme évidente, les urines ne sont pas vraiment stériles.

Défini comme étant l'ensemble de micro-organismes vivants dans un écosystème, le microbiote des intestins est bien connu depuis quelques années. Plus récemment, il est apparu que l'appareil urinaire était également le siège d'un microbiote – tout comme le vagin dont le microbiote est notamment composé de lactobacilles possédant une fonction de protection contre l'infection.

Ces micro-organismes présents de façon normale dans l'urine ont plutôt un rôle de protection contre les infections mais leur déséquilibre est peut-être en cause dans l'apparition de certaines affections et notamment des cystites.

Des techniques de laboratoire récentes (biologie moléculaire) ont permis de découvrir ce microbiote urinaire – également appelé urobiome – qui est constitué de microbes qui ne sont pas responsables de maladies ; on les dit « non pathogènes ». Leur nombre – entre 1000 et 2000 – et leur type varient selon le sexe, l'âge et les maladies associées (diabète, obésité…).

Le rôle protecteur de cette flore impose qu'elle ne soit pas perturbée, par exemple par des traitements antibiotiques excessifs et mal adaptés.

LES MICROBES DE L'EXTÉRIEUR

Pour des raisons de proximité anatomique, la plupart des cystites sont dues à des microbes d'origine intestinale, et en particulier au fameux colibacille – *Escherichia coli* de son vrai nom! – dans environ 85 % des cas.
Il s'agit en fait d'une famille de microbes comprenant près de 1000 variétés (dites « souches ») dont seules certaines peuvent provoquer des maladies (en particulier digestives) graves. Ce germe est constamment présent dans le tube digestif où il joue un rôle favorable et indispensable dans la digestion des aliments. Compte tenu de sa présence en grande quantité dans les intestins et de la proximité entre la terminaison de l'intestin et l'appareil urinaire, c'est logiquement lui qui est le plus souvent en cause dans les infections urinaires mais il ne s'agit pas des souches responsables de maladies graves.

Ces microbes ont la particularité d'être munis de petits «crochets» (les *pili*) qui leur permettent une bonne adhérence à la paroi de la vessie. L'urine, quant à elle, constitue un milieu particulièrement favorable à leur développement par ses caractéristiques chimiques.

Tous les facteurs sont donc réunis pour que le microbe, arrivé dans la vessie, puisse se développer. Ce qu'il fait à grande vitesse en se divisant en 2 toutes les 20 minutes!

D'autres germes peuvent aussi être découverts: entérocoques, *Proteus mirabilis* (quelquefois associés à la présence d'un calcul dans l'appareil urinaire), klebsielles, *Pseudomonas*, *Staphylocoque saprophyticus*, streptocoque, etc.

La présence de ces microbes dans l'urine n'est pas synonyme d'infection urinaire. Leur développement, leur multiplication et les symptômes qu'ils provoquent sont dus à des conditions locales «favorables» comme des urines trop concentrées, des urines qui stagnent dans la vessie ou des germes pourvus de mécanismes d'adhérence à la paroi vésicale très développés. Ces différents facteurs peuvent être modifiés pour empêcher l'infection de se développer et constituent donc une part de la prévention des infections (voir p. 76).

À RETENIR

- Les techniques récentes de laboratoire ont permis de découvrir que les urines ne sont pas totalement stériles et que nous possédons une flore protectrice, « le microbiote urinaire », à l'image du microbiote intestinal.

- La plupart des cystites sont dues à l'*Escherichia coli*, germe provenant des intestins.

Les infections urinaires sont fréquentes

QUELQUES MOTS D'ÉPIDÉMIOLOGIE

Deuxième site d'infections bactériennes après les infections respiratoires, les cystites concernent près de 30 % des femmes qui ont au moins un épisode de cystite dans leur vie. Parmi celles-ci, une sur deux aura des infections urinaires récidivantes, c'est-à-dire au moins quatre épisodes par an. Ces infections motivent environ 3 millions de consultations par an en France et représentent 2 % de l'activité des médecins généralistes.

On note deux périodes essentielles où les infections urinaires ont particulièrement tendance à survenir : les premiers rapports sexuels (c'est ce que l'on appelait avant « les cystites de la lune de miel ») et la ménopause.

Il semble exister une prédisposition génétique aux infections urinaires et, bien que ce soit difficile à affirmer dans une pathologie aussi fréquente, certaines familles sont plus concernées que d'autres.

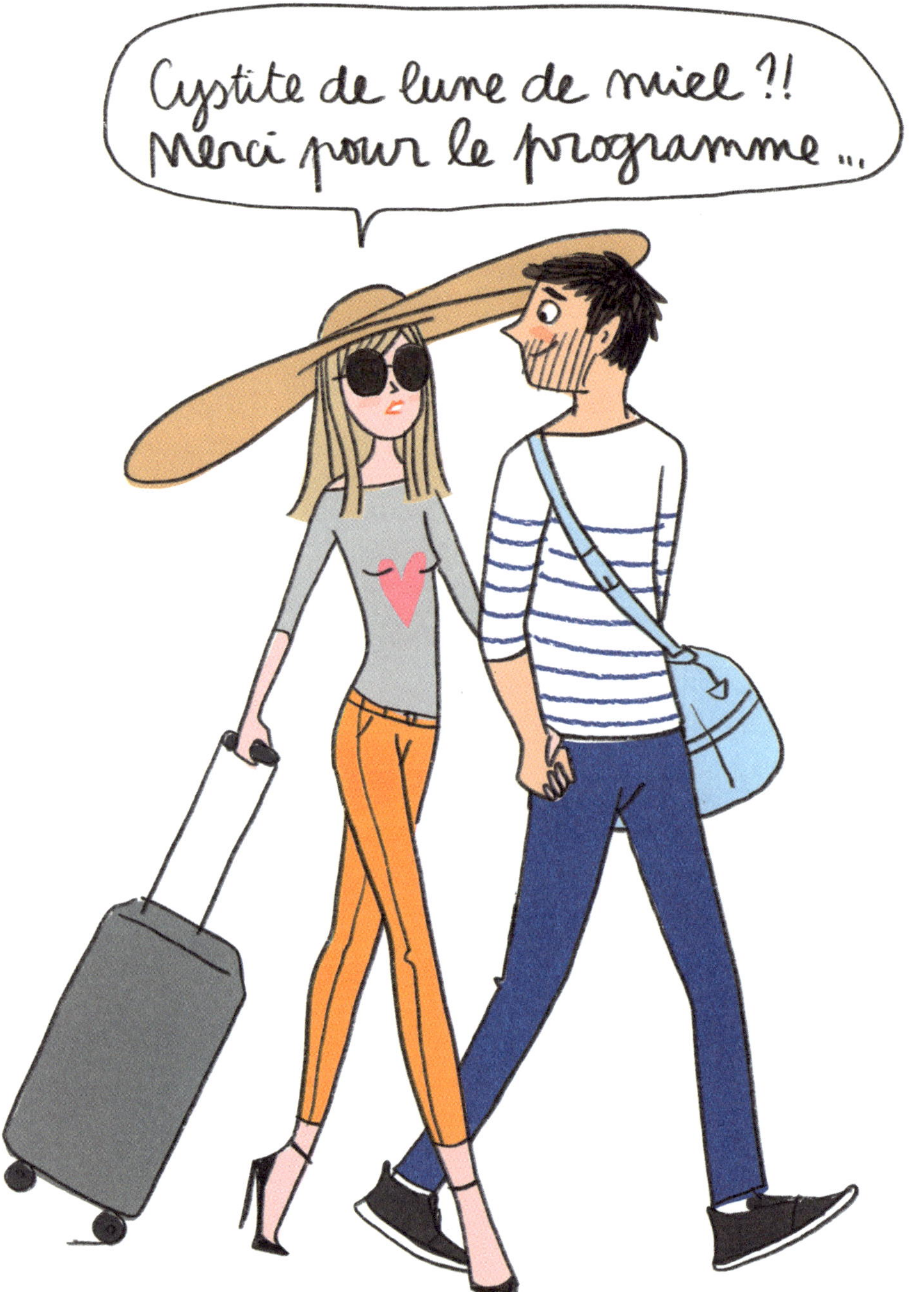
Cystite de lune de miel ?!
Merci pour le programme ...

On observe deux types d'infection urinaire avec des prises en charge diagnostiques et de traitement bien codifiées et bien différentes (voir p. 51) :

- **la cystite simple** concerne les femmes de moins de 75 ans, en bonne santé, en dehors de la grossesse, et ne présente aucun signe de gravité ;
- **la cystite à risque de complication** concerne les femmes de plus de 75 ans, les femmes présentant d'autres maladies ou malformations de l'appareil urinaire pouvant influer sur leur santé, les femmes enceintes et les hommes.

QUELQUES CHIFFRES

L'incidence d'une maladie est le nombre de cas apparus au sein d'une population pendant une année. Celle de la cystite est estimée entre 4 à 6 millions soit environ 3 200 pour 100 000 habitants, mais ce taux est sans doute sous-estimé car de nombreuses femmes ne consultent pas et n'effectuent pas d'analyse d'urine. Elles échappent donc à ce calcul !

La prévalence désigne la proportion de personnes malades à un instant donné. Elle est estimée à 10,8 % en France.

Le nombre d'infection urinaire augmente d'environ 35 % en été en raison d'une hydratation insuffisante par rapport à l'augmentation de la température et d'une modification des activités.

La fréquence des cystites augmente avec l'âge, avec deux pics significatifs d'augmentation précédemment vus – âge des premiers rapports sexuels et période de ménopause.

On évalue à 30 % le nombre de femmes ayant eu une cystite avant 24 ans. Elles sont 50 % à en avoir eu au moins une avant 35 ans et 70 % à en avoir eu une au cours de leur existence.

Les trois quarts des cystites sont donc dus au microbe *Escherichia coli*, un microbe qui a développé des résistances à certains antibiotiques qui ont été trop utilisés. Ces résistances peuvent atteindre 40 %, d'où l'intérêt de choisir le bon antibiotique et d'avoir une utilisation raisonnée de ces traitements (voir p. 71).
Dans les pays où cela a été évalué, le coût direct et indirect (consultations médicales, examens de laboratoires, traitements médicamenteux, arrêts de travail...) est important.

POURQUOI PAS LES HOMMES ?

Les cystites sont 50 fois plus fréquentes chez la femme que chez l'homme, essentiellement pour des raisons anatomiques. En effet, chez la femme, le canal de l'urètre est très court (3,5 cm contre 15 chez l'homme) et sa terminaison (le méat) est beaucoup plus proche de l'anus.

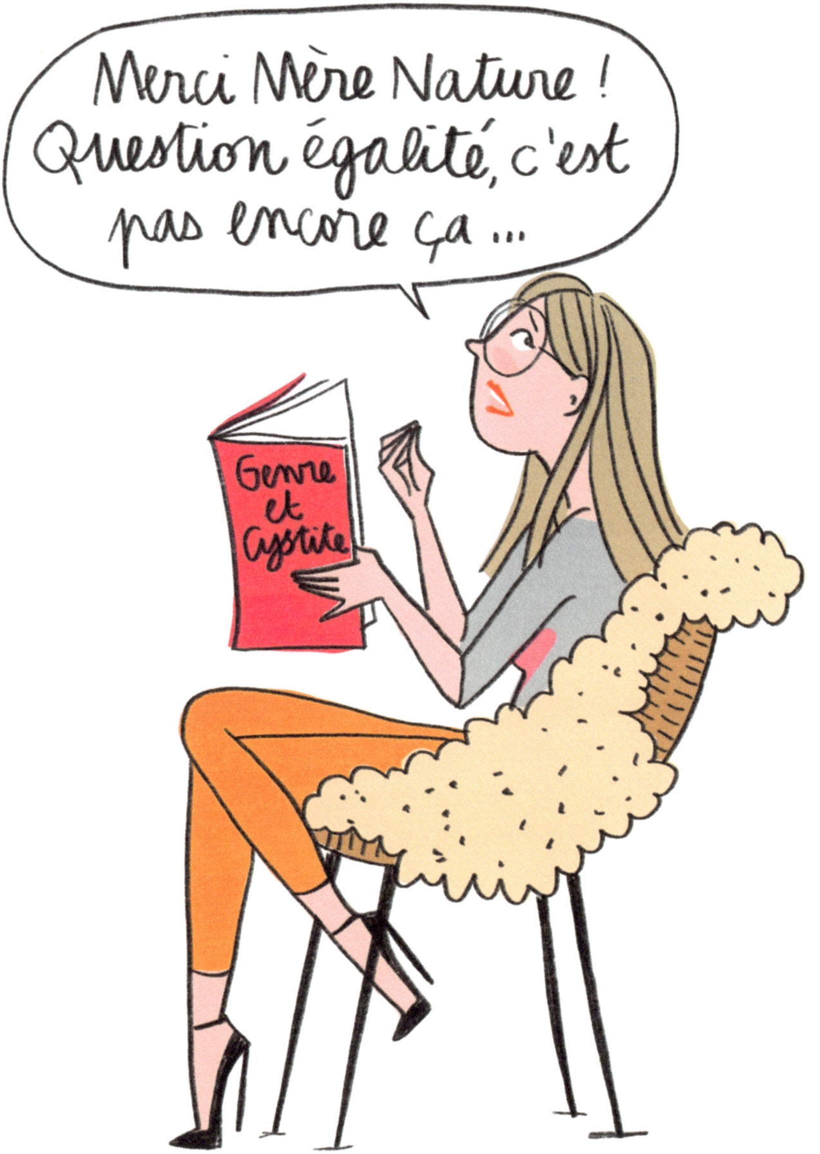
Merci Mère Nature ! Question égalité, c'est pas encore ça...
Genre et cystite

Par ailleurs, il n'est pas exclu que certaines secrétions de la prostate (petit organe situé chez l'homme sous la vessie et fabriquant le liquide nécessaire à la croissance des spermatozoïdes) aient des propriétés antibactériennes.

Lorsqu'une infection survient chez l'homme, il s'agit le plus souvent d'une infection de la prostate qui, à l'image de l'infection rénale, donne des signes généraux, comme de la fièvre, liés à l'atteinte d'un organe (et non seulement de l'urine).

Par définition, chez l'homme, l'infection est considérée comme compliquée ou à risque de complication.

À RETENIR

- **Les cystites sont le deuxième site d'infection après les infections respiratoires et le germe le plus souvent en cause est l'*Escherichia coli*.**

- **L'homme est protégé de la cystite par la longueur du conduit urétral et peut-être par les substances secrétées par la prostate.**

[illegible] CYSTITES SANS DOULEUR [illegible]

La douleur, si elle peut être d'une intensité variable, fait partie de la définition de la cystite. En l'absence de symptômes, on parle de colonisation bactérienne dont la gestion est bien différente. En effet, en dehors de la grossesse ou avant une intervention chirurgicale sur l'appareil urinaire, il n'est pas nécessaire de dépister la présence de microbes dans les urines ni de les traiter avec des antibiotiques lorsqu'il n'y a pas de symptômes. Voir p. [illegible]

[illegible] À L'OCCASION D'UNE CYSTITE [illegible]

La paroi vésicale est irritée par la présence [illegible] peut s'accompagner de contractions du muscle vésical responsables d'envies irrépressibles d'uriner, voire de fuites d'urine. Voir p. [illegible]

Comment diagnostiquer une cystite ?

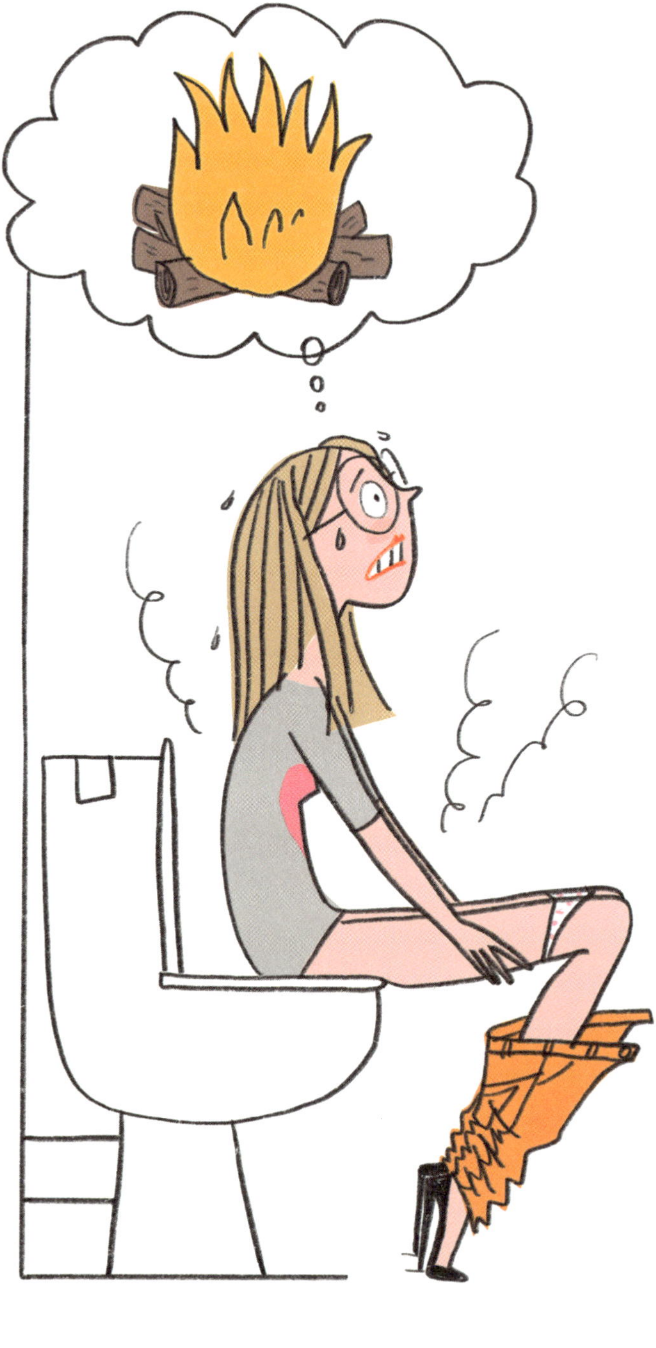

Le plus souvent, c'est le médecin généraliste qui est amené à diagnostiquer et à traiter la cystite et cela représente d'ailleurs 1,5 à 2 % de leur activité de consultation. Certaines femmes font appel à leur gynécologue. L'urologue (et plus rarement encore le spécialiste des maladies infectieuses) n'est en général concerné que par les femmes présentant des infections récidivantes ou celles présentant des signes de gravité.

Les signes pour reconnaître une cystite

On ne peut, en effet, parler de cystite que s'il y a des symptômes car, comme nous l'avons évoqué, il peut y avoir des germes dans l'urine sans qu'il s'agisse d'une cystite. Il s'agit d'une colonisation bactérienne qui ne justifie pas de prise en charge médicamenteuse en dehors de quelques cas particuliers comme lorsqu'une intervention chirurgicale sur l'appareil urinaire est programmée.
Il n'y a que lors de la grossesse (voir p. 111) qu'il faut aller au-devant de l'infection, c'est-à-dire la dépister, y compris en l'absence de symptômes.

LES BRÛLURES

C'est le symptôme essentiel, le plus fréquent et le plus caractéristique. La brûlure liée à la cystite survient principalement lors de l'évacuation des dernières gouttes d'urine. De nombreuses femmes décrivent ainsi une sensation de lame de rasoir dans l'urètre et l'envie de ne jamais finir la miction tant ces dernières gouttes sont pénibles. Ces brûlures peuvent être d'une intensité variable – en fonction des seuils de sensibilité individuelle, mais aussi peut-être du microbe en cause –, quelquefois très invalidantes, et à l'inverse, quelquefois pratiquement absentes.

LES ENVIES D'URINER

Elles sont plus fréquentes – on parle alors de pollakiurie –, ce qui ne signifie pas que le volume de chaque miction est plus important). Elles sont surtout souvent irrépressibles, impérieuses, pouvant même s'accompagner de fuites d'urine.

Cette pollakiurie peut être diurne ou nocturne et est, au mieux, évaluée sur un calendrier mictionnel. Il s'agit de noter les heures et les quantités d'urine et de boissons pendant 1 à 3 jours (voir l'exemple donné p. 147). Ceci est particulièrement intéressant pour s'assurer que les habitudes mictionnelles sont bonnes.

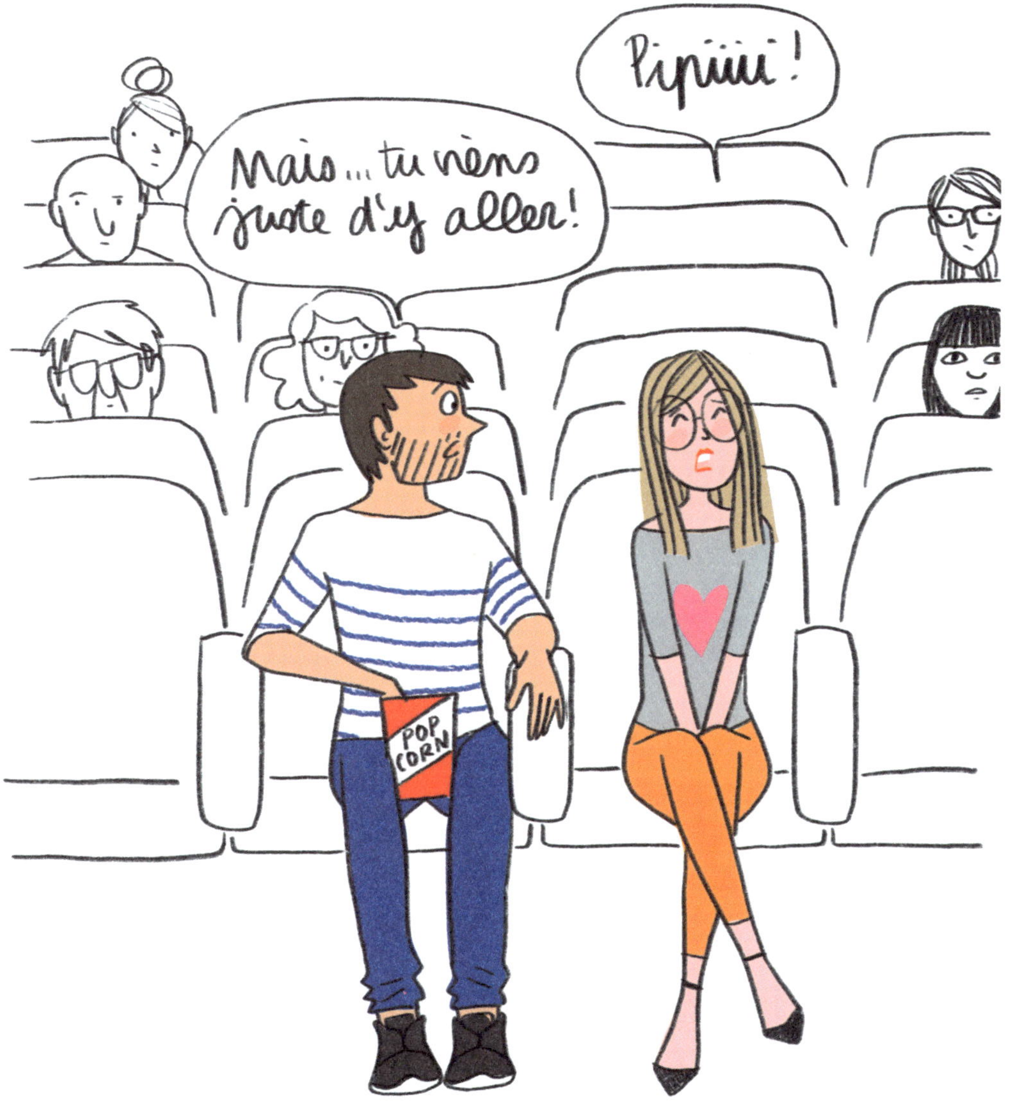
Mais... tu viens juste d'y aller !
Pipiiii !

LES AUTRES SIGNES

- **Des urines troubles et malodorantes :** avec une odeur assez caractéristique d'ammoniaque liée à une réaction chimique entre certains microbes et les composants de l'urine.
- **L'émission de sang :** dans environ 30 % des cas de cystites, l'irritation de la muqueuse vésicale est responsable de l'émission de sang que l'on appelle hématurie. Ceci est toujours très impressionnant bien que quelques gouttes de sang suffisent à colorer l'urine.
  Si ce saignement survient en même temps que les autres symptômes (envies fréquentes, brûlures, urines malodorantes), il ne constitue pas un signe de gravité.
  À l'inverse, la présence de sang visible à l'œil nu dans les urines en dehors des autres signes doit impérativement faire consulter et réaliser des examens à la recherche d'une autre cause.
  Quoi qu'il en soit, ce saignement n'est pas responsable d'une anémie, c'est-à-dire qu'il n'expose pas à un manque de globules rouges sur une éventuelle prise de sang.
- **Absence de fièvre :** dans la cystite aiguë simple, il n'y a pas de fièvre puisqu'il s'agit d'une infection de l'urine (« le contenu ») et non d'un organe comme le rein ou la prostate (« le contenant »).

L'EXAMEN CLINIQUE PAR LE MÉDECIN

Il est le plus souvent normal en dehors d'une douleur plus ou moins intense au bas-ventre. Le toucher vaginal est aussi normal et, en particulier, il n'y a pas de pertes blanches qui traduiraient plutôt une vaginite. La palpation des reins dans le dos est indolore.

À RETENIR

- **Les signes caractéristiques de la cystite sont les brûlures, les envies impérieuses et les urines troubles.**
- **La présence de sang pendant la crise est fréquente et ne constitue pas un signe de gravité.**
- **Il n'y a pas de fièvre dans la cystite.**

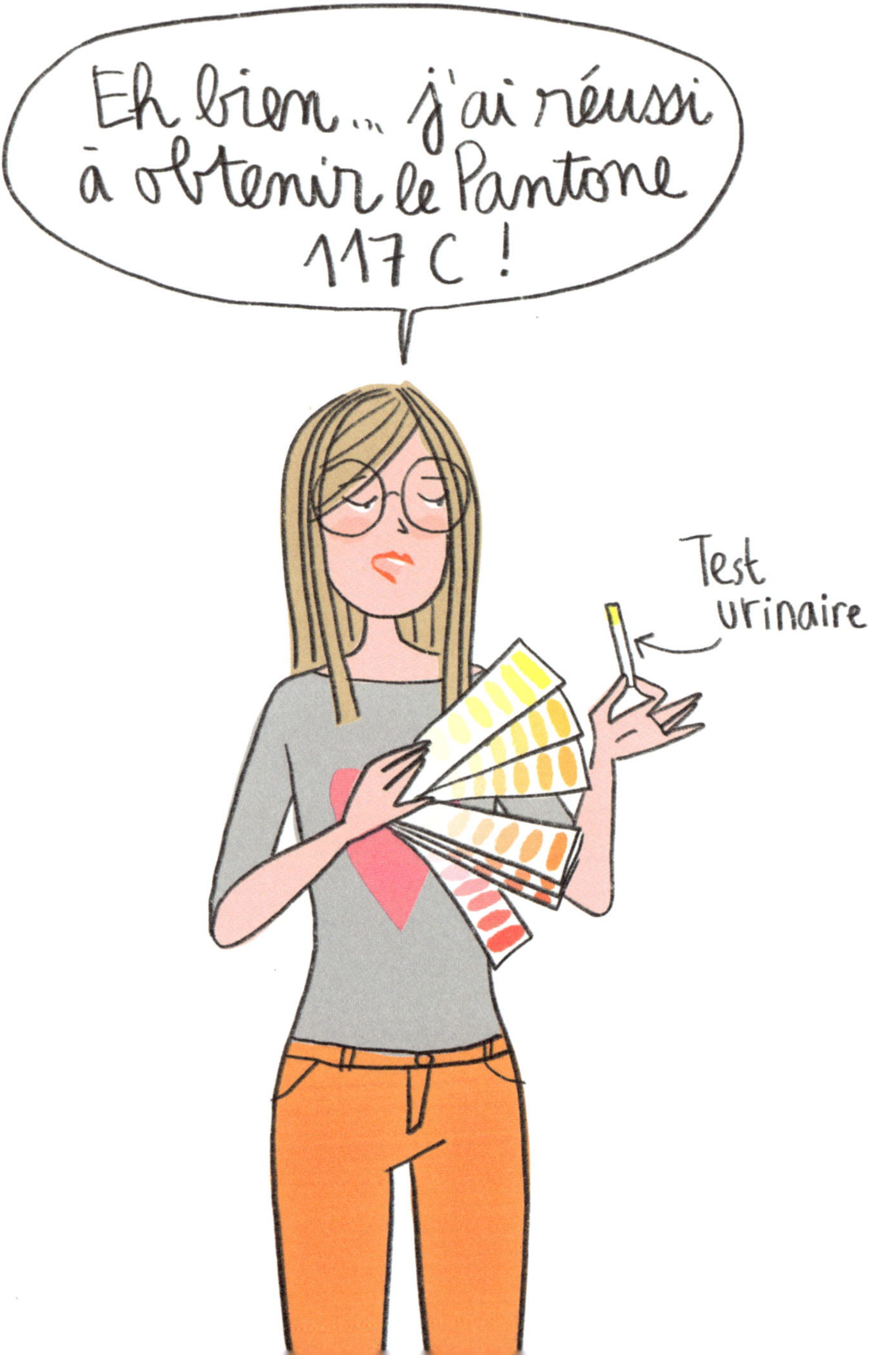
Eh bien... j'ai réussi à obtenir le Pantone 117 C !
Test urinaire

Quand faut-il faire des examens complémentaires et lesquels ?

LA BANDELETTE RÉACTIVE URINAIRE

Dans la forme typique (cystite aiguë simple), l'analyse d'urine par une bandelette urinaire est suffisante. Elle doit être réalisée dans de bonnes conditions, c'est-à-dire sur des urines fraîchement émises et recueillies dans un récipient propre après évacuation dans les toilettes des premières gouttes. On dit donc que l'analyse doit se faire sur le deuxième jet. Elle peut être réalisée au cabinet du médecin, voire à domicile. En effet, ces bandelettes réactives sont en vente libre en pharmacie mais, attention... il n'y a aucun intérêt à réaliser ce test en l'absence de symptôme et s'il n'a pas été conseillé par le médecin (voir p. 51).

La présence de leucocytes (globules blancs) traduit l'inflammation de la vessie. La présence de nitrites traduit, elle, la présence de microbes possédant une enzyme appelée nitrate réductase.

La bandelette urinaire a une excellente valeur prédictive négative, c'est-à-dire que si elle est négative (**ni** leucocytes, **ni** nitrites), la probabilité d'avoir une infection urinaire est très faible. À l'inverse, si les leucocytes **ou** les nitrites sont

présents, on peut considérer que le diagnostic de cystite est suffisamment étayé pour entreprendre le traitement. Certains microbes (ne possédant pas l'enzyme) ou l'absorption d'une très grande quantité de liquide juste avant l'analyse peuvent fausser le résultat.
Après la guérison avec disparition des différents symptômes, il n'est pas nécessaire de réaliser une analyse d'urine de contrôle, sauf pendant la grossesse.

L'EXAMEN CYTOBACTÉRIOLOGIQUE DES URINES (ECBU)

Il est fait dans un laboratoire d'analyses médicales et ne se justifie que dans certains cas comme la persistance de symptômes 48 heures après le début d'un traitement bien conduit, les infections récidivantes ou la présence de signes de gravité (femmes de plus de 75 ans, femmes présentant des malformations de l'appareil urinaire, des infections récidivantes, des maladies associées ou femmes enceintes).
Là encore, le recueil d'urine doit être réalisé dans de bonnes conditions en suivant les règles de bonnes pratiques évoquées précédemment, mais dans cet examen, les urines doivent être recueillies dans un récipient stérile.

Le résultat de l'examen direct des urines est rapide (quelques heures) et confirme l'infection si les globules blancs sont supérieurs à 10 000/ml d'urine (ou 10/m^3) et les germes entre 1000/ml et 10 000/ml d'urine selon le germe.

L'intérêt de cet examen est, en plus d'identifier le germe en cause, de pouvoir tester la sensibilité des différents antibiotiques sur celui-ci. En effet, le plus souvent, le germe en cause est *Escherichia coli* et s'il est habituellement sensible à certains médicaments, il est utile de le confirmer afin de choisir le meilleur traitement.
On réalise donc l'antibiogramme où les antibiotiques – les plus fréquemment utilisés et les plus habituellement efficaces – sont testés sur le microbe en cause dans des tubes à essai. Le résultat est obtenu en 2 jours environ.
Si le germe est détruit par un antibiotique au laboratoire, il y a de grandes chances pour que ce même antibiotique soit efficace chez la personne présentant cette cystite. Cet antibiogramme permet donc de choisir l'antibiotique « idéal », de s'assurer que celui qui a été choisi est le bon, voire d'adapter un nouveau traitement en cas d'inefficacité du précédent. D'autant que chaque nouvelle infection est une nouvelle aventure avec un microbe qui peut être de la même famille mais ne pas avoir la même sensibilité au traitement.

De plus, le fait d'avoir utilisé un antibiotique dans les 6 mois précédents expose au risque, heureusement temporaire, de développer une résistance – le germe devient insensible à ce traitement – d'où l'utilité de cet antibiogramme. Ces résistances varient d'une infection à l'autre mais aussi d'un pays à l'autre en fonction des antibiotiques qui y sont le plus souvent utilisés – chez l'être humain mais aussi pour le soin du bétail.

Certains antibiotiques qui ont été utilisés extrêmement souvent – comme certaines pénicillines ou certaines quinolones – sont actuellement trop résistants pour pouvoir être utilisés avant d'obtenir le résultat de l'antibiogramme puisque dans près de 40 % des cas, ils ne permettent pas de détruire le microbe.

L'ÉCHOGRAPHIE DE L'APPAREIL URINAIRE

C'est un examen simple, indolore, non invasif mais qui n'est pas nécessaire en première intention. Cet examen est principalement recommandé dans le bilan des infections récidivantes.

- L'étude des reins peut révéler la présence d'un calcul (dont le lien avec l'infection a déjà été évoqué, en particulier lorsque le germe en cause est un *Proteus mirabilis*). Lorsqu'il existe des signes de gravité, et notamment de la fièvre, l'analyse des reins peut révéler des signes de pyélonéphrite, voire un abcès du rein.

- L'étude de la vessie doit se faire dans un premier temps à vessie pleine pour vérifier l'absence d'anomalie de la muqueuse vésicale et en particulier l'absence d'excroissance appelée polype. Dans un second temps, l'échographie est réalisée après miction pour vérifier l'absence de résidu post-mictionnel. En effet, la présence d'une quantité d'urine qui stagne dans la vessie peut être à l'origine d'une pullulation de microbes et donc de la répétition d'infections. Ce résidu est parfois dû à de mauvaises habitudes mictionnelles comme l'interruption volontaire de l'évacuation vésicale avant la fin de la miction pour « gagner du temps » ou une mauvaise position sur les toilettes par crainte de s'infecter, ne permettant pas une bonne vidange. Plus rarement, le résidu est lié à une mauvaise position de la vessie, trop basse (appelée cystocèle). Ceci peut se voir après les accouchements et la mauvaise position de la vessie entraîne une moins bonne évacuation.

LA DÉBIMÉTRIE

Elle consiste à uriner, aussi naturellement que possible, sur un siège muni d'un enregistreur qui va déterminer le volume uriné, le débit maximum et l'existence ou non d'une poussée pour vider la vessie. Cet examen est instructif, couplé à la mesure du résidu post-mictionnel pour s'assurer que la miction est obtenue dans des conditions physiologiques satisfaisantes. Il va pouvoir orienter certains éventuels conseils pour éviter les infections, comme des rééducations.

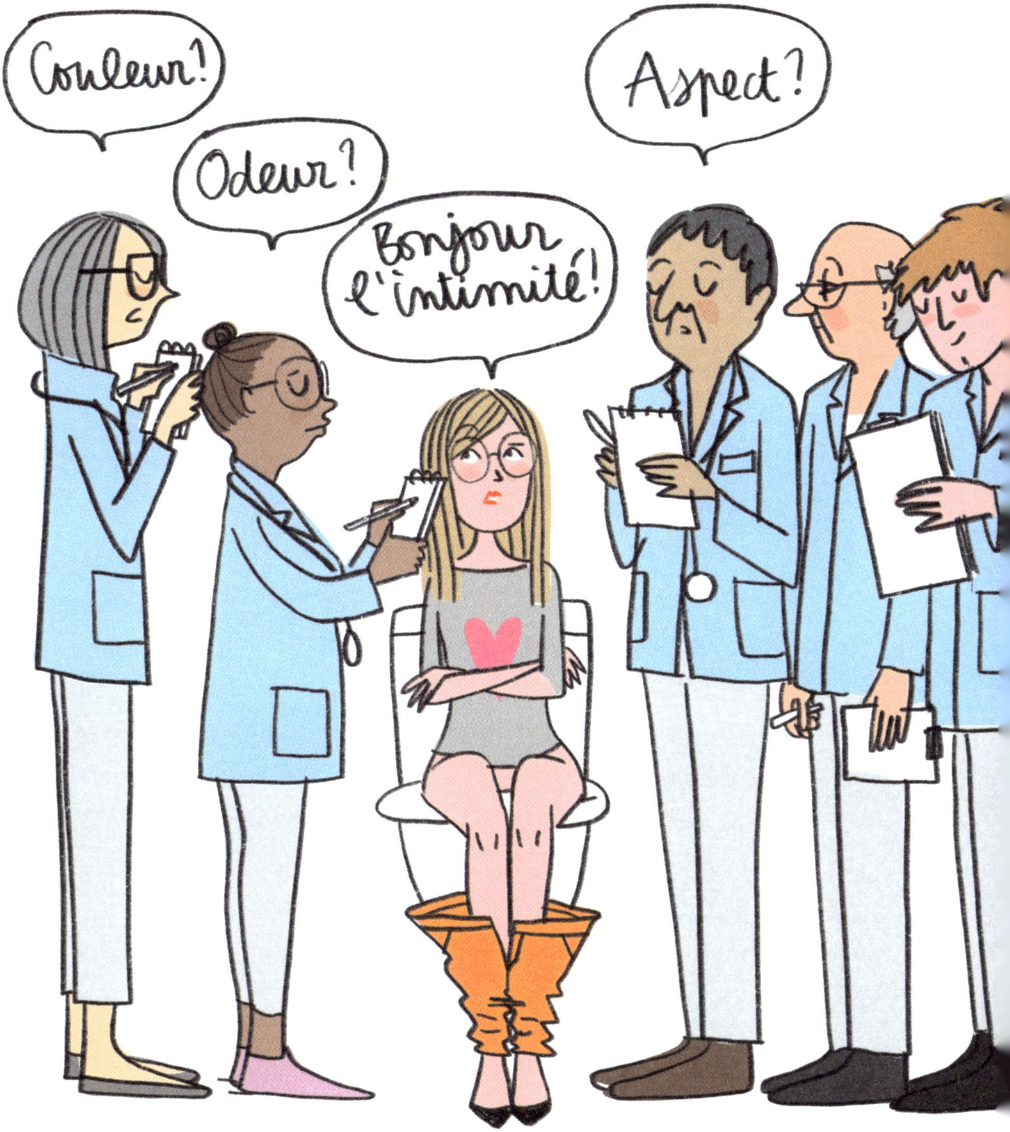
Couleur ?
Odeur ?
Bonjour l'intimité !
Aspect ?

LISEZ CE TÉMOIGNAGE !

« Depuis une dizaine d'années, je fais des infections urinaires environ 2 fois par an. C'est très désagréable et bien que je sache que ce n'est pas une maladie grave, je suis contrariée de devoir prendre des antibiotiques à ce rythme. Mon médecin m'a expliqué qu'en dessous de 3 crises par an, on ne pouvait pas parler d'infections récidivantes. Après avoir effectué quelques examens qui se sont révélés rassurants, il m'a expliqué que la meilleure technique de traitement restait un antibiotique adapté, pris pendant la période la plus courte possible (en général, c'est un traitement en une seule prise).

Insatisfaite par ces conclusions, je me suis tournée vers toutes sortes de médecines « naturelles » mais hélas, aucun de ces traitements ne me permettait de soigner la phase aiguë de la crise et je me retrouvais souvent à passer la nuit sur les toilettes, en urinant du sang avec de grandes douleurs.

J'ai fini par accepter l'idée de cette prise en charge qui associe tous les conseils habituels d'hydratation et de mictions pour éviter les récidives trop fréquentes mais lorsque la crise survient, je me résous à prendre le traitement antibiotique qu'il me recommande en augmentant la quantité de liquide bue et en associant des antidouleurs si j'ai trop mal ! »

Karine, 32 ans

LES EXAMENS RADIOGRAPHIQUES UROLOGIQUES

Ils sont nombreux mais rarement utiles.

- **L'urographie intraveineuse :** elle a été peu à peu supplantée par le scanner et, en particulier, l'uroscanner. Ces examens nécessitent l'injection intraveineuse d'un produit de contraste iodé, filtré par le rein et éliminé dans l'urine. Ils permettent de voir la totalité de l'appareil urinaire de façon plus précise que sur une échographie mais ils sont rarement proposés dans la cystite en dehors d'infections compliquées.
  Ils sont contre-indiqués chez les personnes présentant une allergie à l'iode.

- **La cystographie rétrograde :** elle consiste à opacifier la vessie et l'urètre par voie rétrograde (c'est-à-dire de l'extérieur vers l'intérieur) par l'intermédiaire d'une sonde. Cet examen n'est jamais réalisé pendant une crise et trouve son intérêt dans la recherche d'un reflux anormal d'urine de la vessie vers les reins ce qui occasionne des infections rénales (pyélonéphrites) à répétition. En effet, habituellement, l'urine s'écoule du haut (les reins) vers le bas (vessie puis urètre) mais dans certains cas, l'abouchement d'un ou des deux uretères dans la vessie n'est pas en bonne position et à chaque évacuation de la vessie, une partie de l'urine remonte vers le rein au lieu de sortir à l'extérieur. C'est ce que l'on appelle un reflux vésico-rénal ou vésico-urétéral.

- **La cystoscopie :** elle consiste à introduire par l'urètre une caméra de très petit diamètre. Ceci permet d'analyser au mieux la muqueuse vésicale lorsque l'on suspecte un polype de vessie (excroissance) ou une lésion plane mal visible en échographie mais, là encore, cet examen est rarement utile dans le bilan d'une cystite.
  Cet examen peut être effectué en consultation (sans anesthésie) ou au bloc opératoire (sous anesthésie) lorsque l'on envisage d'effectuer des biopsies (prélèvements de fragments que l'on envoie à analyser).

À RETENIR

- L'analyse des urines par une bandelette urinaire est suffisante lorsque les signes sont typiques.
- Dans les autres cas ou lorsque les infections sont récidivantes, une analyse plus complète au laboratoire (ECBU) permet de connaître le microbe en cause et sa sensibilité aux différents antibiotiques.
- Les autres examens complémentaires (échographie, radiographie, cystoscopie) sont réservés aux infections compliquées ou récidivantes.

Comment soigner la cystite ?

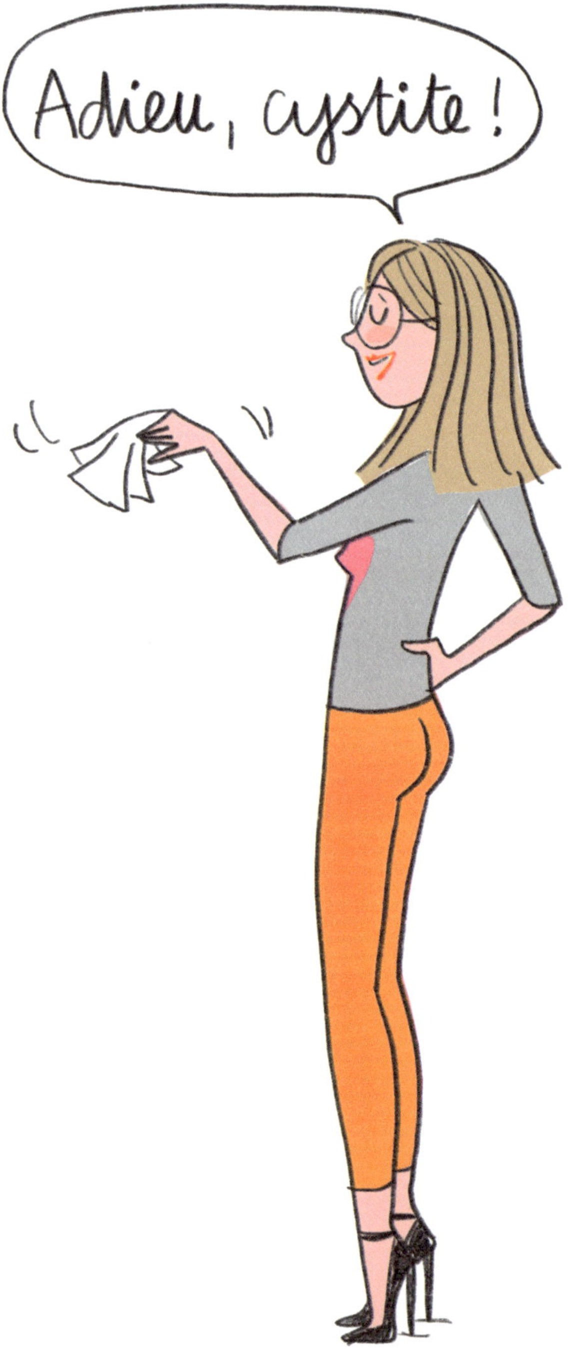
Adieu, cystite !

Comment se débarrasser de la cystite ?

LE TRAITEMENT DE LA CRISE PAR DES MÉDICAMENTS

Dans près de 25 % des cas, la cystite aiguë peut guérir spontanément, sans traitement, en quelques jours… Un épisode bien douloureux et avec un risque important de rechute !
La cystite aiguë est traitée par un antibiotique choisi selon les recommandations de bonne pratique établies par les différents experts, c'est-à-dire en utilisant le traitement le plus court possible avec un antibiotique de spectre étroit (ne s'attaquant qu'aux microbes habituellement en cause dans la cystite), dépourvu au maximum d'effets secondaires (intolérances, allergies…), s'éliminant principalement dans les urines et le moins cher possible. Ce traitement réalisé sans antibiogramme est dit probabiliste.

Il y a encore quelques années, il semblait indispensable d'utiliser un traitement d'au moins 10 jours mais les études scientifiques comparatives ont pu montrer qu'il s'agissait d'une idée fausse. L'apparition de résistances aux antibiotiques constitue actuellement la base de réflexions essentielles comme en témoignent les nombreuses campagnes publicitaires.

Plus un antibiotique est utilisé, plus les microbes s'y adaptent et deviennent temporairement résistants. Il faut donc essayer au maximum de préserver l'efficacité de ces médicaments en les utilisant avec parcimonie et en les choisissant avec soin, d'autant qu'il n'existe pas (ou peu) de nouvelles molécules de cette catégorie en cours de développement. Les recherches dans l'industrie pharmaceutique n'ont pas permis, à ce jour, d'identifier de nouveaux antibiotiques qui pourraient se substituer à ceux devenus résistants.
Il est également important d'utiliser des produits qui ne perturbent pas la flore intestinale dont l'équilibre est essentiel à la prévention des infections urinaires et pourtant, de nombreux antibiotiques ont tendance à interférer avec le microbiote intestinal.

Pour toutes ces raisons, les traitements utilisés actuellement sont de très courte durée (1, 3 ou 5 jours selon les molécules) et sont spécifiques des microbes le plus souvent responsables. Les traitements en une seule prise ont l'avantage, outre leur facilité d'utilisation, d'être bien suivis (!) mais leur efficacité peut prendre 2 à 3 jours pendant lesquels la gêne persiste ce qui ne doit pas conduire à en utiliser un autre, il faut savoir être patient.
Ces traitements sont bien codifiés par les sociétés savantes (Société d'infectiologie, Association française d'urologie).

LES TRAITEMENTS ASSOCIÉS POUR SOULAGER LES SYMPTÔMES

Les boissons doivent être abondantes (au moins 1,5 litre par jour, davantage quand le thermomètre grimpe comme en été), en particulier pendant la crise et ceci bien que chaque passage aux toilettes soit douloureux ! En effet, plus les urines sont diluées, moins la miction est douloureuse et plus les mictions sont fréquentes, plus les germes sont facilement éliminés.

Aucune eau n'a fait la preuve de sa supériorité par rapport aux autres et c'est réellement le fait d'absorber du liquide qui est utile. Certaines femmes optent pour des tisanes, ce qui est tout aussi pertinent puisque le but est d'augmenter la diurèse, c'est-à-dire la quantité d'urine fabriquée et éliminée.

Dans certains cas, un traitement contre la douleur ou contre l'inflammation peut être proposé en complément car chez certaines femmes, la composante douloureuse est au premier plan, invalidante et pouvant obliger à une interruption momentanée de travail.

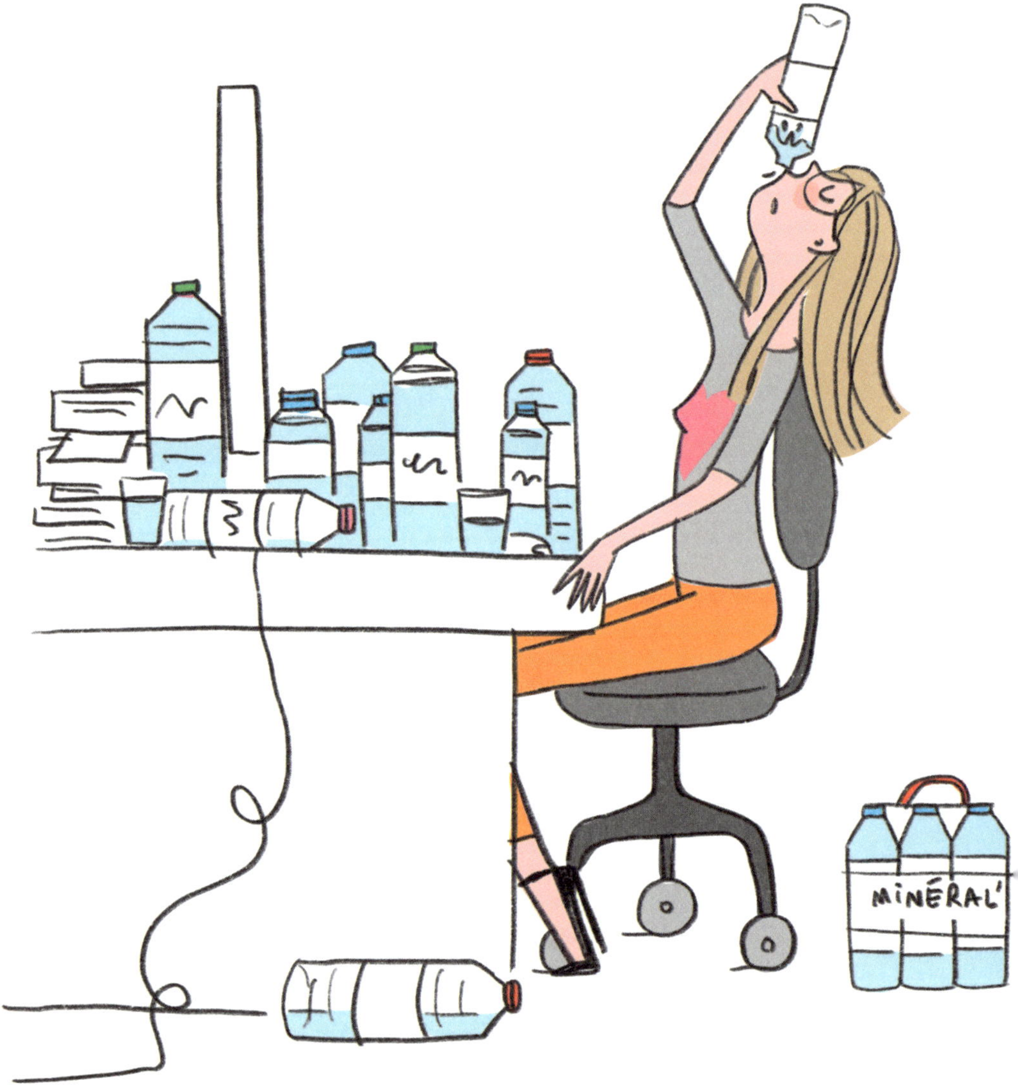
MINÉRAL'

À RETENIR

- L'émergence de résistance aux antibiotiques a conduit à modifier l'attitude face à ces traitements. Ils doivent être les plus courts et les plus ciblés possible.

- Une absorption d'eau en quantité importante est indispensable à la guérison.

- Les traitements antidouleur sont quelquefois utiles en complément.

Comment éviter les récidives ?

Olivia a 40 ans et elle mène un combat depuis plusieurs années contre des infections urinaires récidivantes. Mère de deux enfants, travaillant dans une banque, elle est épanouie dans sa vie familiale et professionnelle mais les infections nuisent à son moral et à sa qualité de vie. Elle n'a pas d'antécédents médicaux particuliers et ne prend pas de médicaments au long cours. Les examens cytobactériologiques des urines (voir p. 58) qu'elle nous montre sont typiques, avec la présence de globules blancs (leucocytes) traduisant la réaction de l'organisme et la présence de microbes (*Escherichia coli*) habituels dans la majorité des infections. En l'examinant, on ne découvre aucune anomalie particulière et les radios qui lui ont été faites il y a quelques mois sont normales.
Nous menons donc une enquête aussi exhaustive que possible sur son mode de vie et ses habitudes alimentaires. Les quantités de boissons quotidiennes sont satisfaisantes et bien réparties dans la journée. De ce fait, le rythme des mictions est également satisfaisant et, ayant déjà beaucoup lu sur la prévention des cystites, elle prend le temps de bien vider sa vessie en s'asseyant confortablement sur

les toilettes et en évitant de se retenir lorsque le besoin d'uriner se fait sentir. Elle vide également sa vessie peu de temps après les rapports sexuels. Son hygiène est satisfaisante, sans décapage excessif, ni négligence : ni trop, ni trop peu !
Reste un problème... Olivia est constipée « depuis toujours » ou plutôt, elle alterne des périodes de constipation et de diarrhée. Quelques conseils lui sont proposés pour tenter d'améliorer cette situation qui peut favoriser les infections, d'autant que le germe trouvé dans ses urines est, comme souvent, un germe provenant des intestins.
Augmenter son activité physique, notamment la marche, et modifier son alimentation en privilégiant les fibres, les fruits et les légumes, ont permis d'améliorer sensiblement la situation. Toutefois pour conforter ce bénéfice, une consultation chez un gastro-entérologue est recommandée et lui permet de passer le cap.

Définies comme la survenue de plus de trois crises dans l'année, les cystites récidivantes constituent un handicap majeur chez certaines femmes. Il faut différencier ces récidives (nouvelle infection, différente de la précédente) des rechutes (infection insuffisamment ou inefficacement traitée dont les symptômes réapparaissent quelques jours plus tard). La prise en charge de ces infections récidivantes est triple, avec une escalade de prescriptions recommandées dans cet ordre : conseils hygiéno-diététiques toujours, traitements complémentaires souvent et traitements antibiotiques préventifs le plus rarement possible.

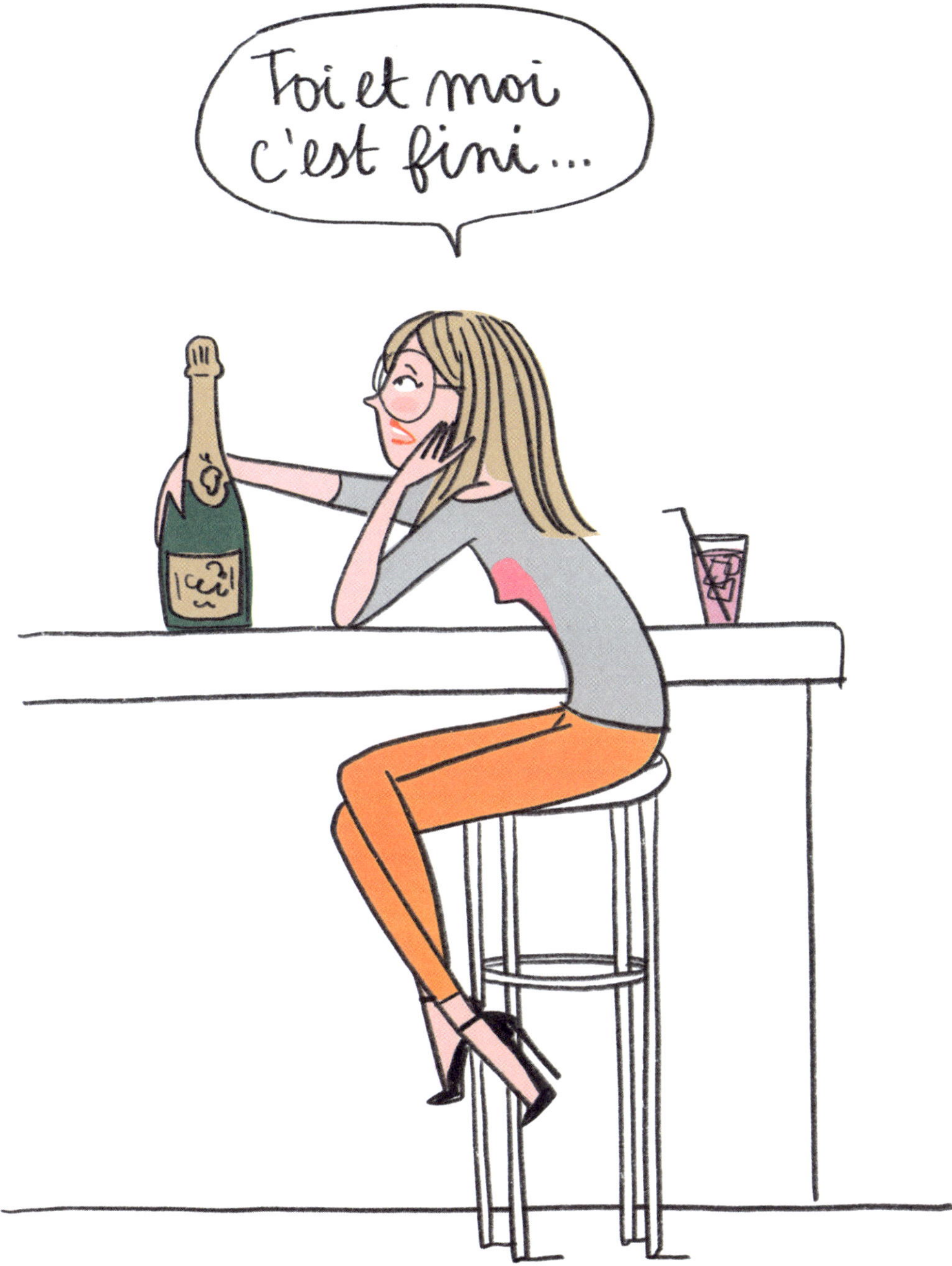
Toi et moi c'est fini...

LES 10 RÈGLES D'OR CONTRE LA CYSTITE

1. Boire au moins 1,5 litre d'eau.
2. Ne pas se retenir d'uriner.
3. Vider complètement sa vessie.
4. S'essuyer d'avant en arrière après la selle.
5. Avoir un transit intestinal régulier.
6. Aller uriner après les rapports sexuels.
7. Éviter les alcools blancs.
8. Traiter une éventuelle sécheresse vaginale.
9. Éviter la contraception par spermicides.
10. Ne pas utiliser de produits agressifs pour la toilette intime.

En dehors du cas, rare, de la vessie en position trop basse, appelée cystocèle (voir p. 62), le traitement des infections urinaires n'est pas chirurgical.
La résection de résidus de l'hymen (membrane située dans le vagin se déchirant lors des premiers rapports sexuels) a été un temps proposée mais aucune étude scientifique n'a prouvé son efficacité et il s'agit quand même d'une intervention avec les risques qu'elle peut comporter.
Il en est de même de l'ablation de petites glandes situées autour de l'urètre – appelées glandes de Skene – dont on a pu penser qu'elles constituaient des foyers de microbes sans que leur ablation n'ait réellement fait ses preuves.

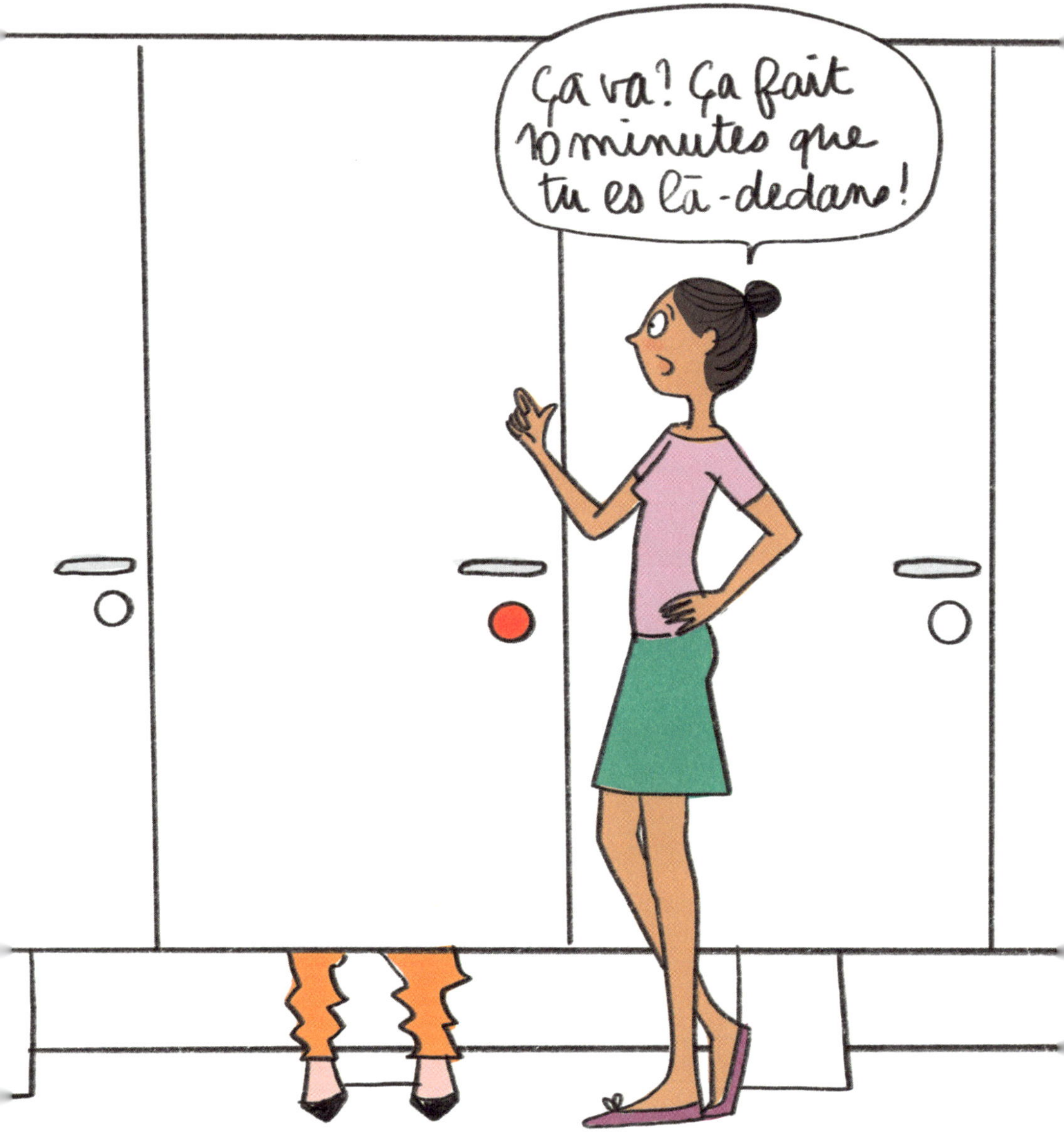
Ça va ! Ça fait 10 minutes que tu es là-dedans !

LES CONSEILS HYGIÉNO-DIÉTÉTIQUES

Ils sont essentiels et reposent sur les facteurs déclenchant les infections que nous avons évoqués auparavant.

De l'eau en quantité suffisante

La quantité de liquide absorbée quotidiennement doit être d'au moins 1,5 litre, répartie harmonieusement sur la journée de manière que les mictions soient aussi régulières que possible.

Des mictions régulières et complètes

Les mictions, régulières – environ toutes les 3 heures le jour – doivent aussi être les plus complètes possible : il faut prendre son temps pour vider sa vessie et s'installer confortablement, en bonne position, pour qu'il n'y ait pas de résidus. Les urines résiduelles stagnant dans la vessie sont à l'origine de la pullulation des microbes et plus le nombre de germes est important, plus leur élimination spontanée est difficile. Pour cela, il faut également uriner lorsque le besoin se fait ressentir – c'est-à-dire sans l'anticiper (si la vessie n'est pas vraiment pleine, elle aura plus de mal à se vider), ni se retenir (pour éviter la stagnation).

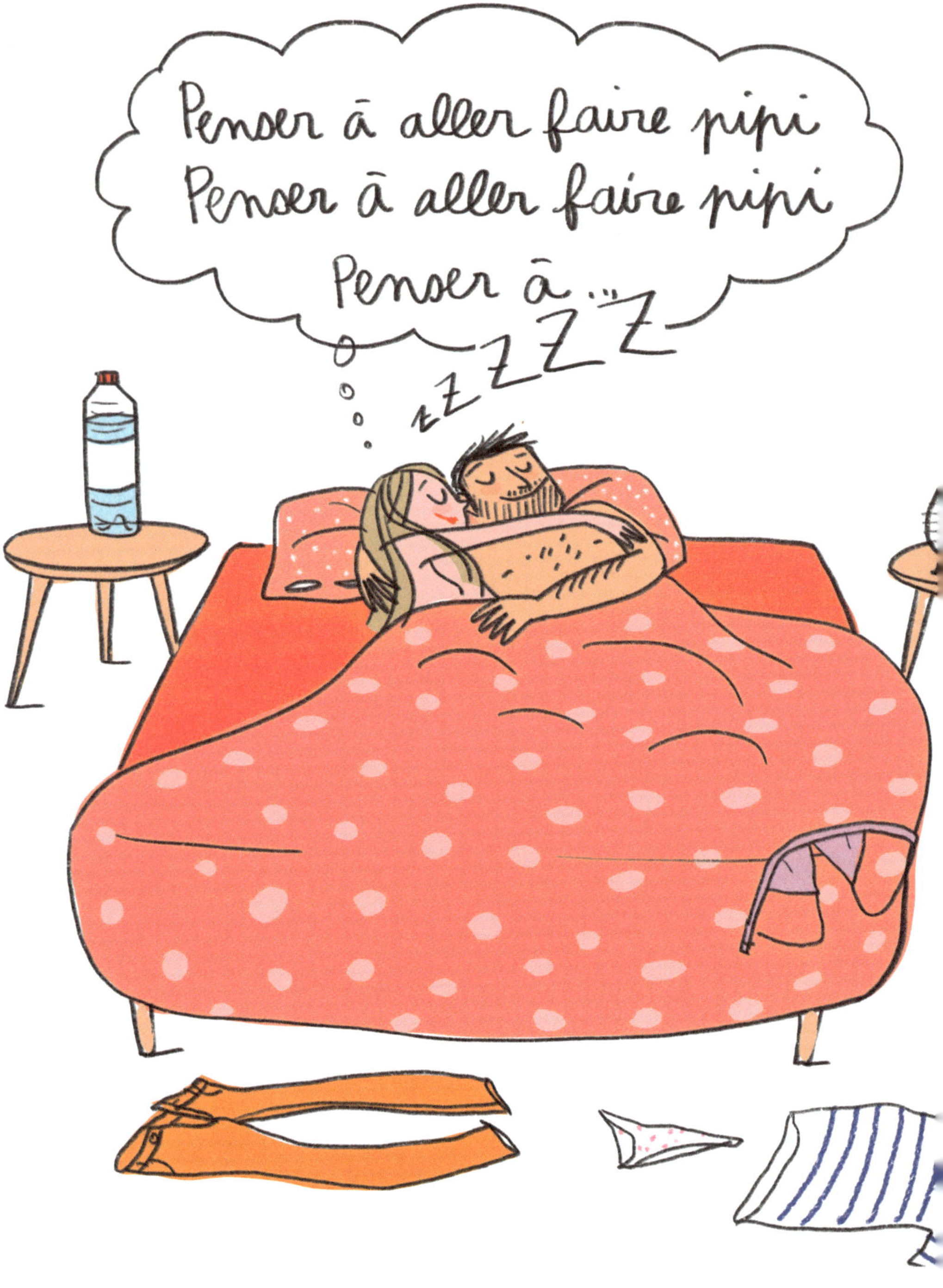
Penser à aller faire pipi
Penser à aller faire pipi
Penser à...
zZZZZ

Un contrôle des effets secondaires des traitements en cours

Certains médicaments (notamment les antidépresseurs) peuvent gêner l'évacuation de la vessie en réduisant la force de contraction du muscle. Si le résidu est important, il faut quelquefois envisager de modifier ce traitement avec les conseils du médecin.

D'autres médicaments vont influer sur l'acidité des urines qui contribue à protéger des infections.

Il est donc indispensable de fournir la liste précise des médicaments utilisés, y compris de ceux qui sont apparentés à des compléments alimentaires mais peuvent favoriser les infections urinaires.

L'importance d'uriner après un rapport sexuel

Il est souhaitable de vider la vessie après les rapports sexuels. La cystite n'est pas une maladie sexuellement transmissible (les germes ne viennent pas du partenaire et ne peuvent pas lui être transmis) mais, par son aspect mécanique, le rapport sexuel peut favoriser l'apparition d'infections urinaires.

Le fait de vider la vessie juste après un rapport permet de faire repartir dans le flot urinaire les germes souvent d'origine périnéale qui sont arrivés dans la vessie pendant le rapport.

Un bon équilibre du transit intestinal

Les troubles du transit intestinal (diarrhée ou constipation) s'accompagnent de la présence d'un plus grand nombre de germes dans le tube digestif. Cette plus grande infestation microbienne peut favoriser les cystites récidivantes et il est donc essentiel de traiter ces troubles.

Un régime alimentaire équilibré est souvent suffisant mais si ce n'est pas le cas, il faut recourir aux conseils du médecin traitant ou d'un gastro-entérologue qui, dans certains cas, proposera un traitement médicamenteux adapté.

De plus, il est préférable de s'essuyer de l'avant vers l'arrière après avoir été à la selle pour éviter une autocontamination du méat urétral.

Un traitement de la sécheresse vaginale

La période de la ménopause est une période à risque comme nous l'avons déjà évoqué et ceci en raison de la sécheresse des tissus et en particulier du vagin. Cette sécheresse vaginale accroît le risque d'irritation lors des rapports sexuels et cette irritation favorise le développement de microbes. De plus, l'acidité des urines est moins marquée à cette période ce qui y favorise le développement des germes. Une bonne trophicité de la muqueuse, c'est-à-dire un vagin bien hydraté et souple, contribue donc à éviter les infections.

Dans un premier temps, les lubrifiants (en particulier ceux contenant de l'acide hyaluronique) peuvent améliorer l'état local. S'ils sont insuffisants, le médecin peut prescrire de petites doses d'hormone à utiliser localement en crème ou en ovule.

Le traitement hormonal de la ménopause a fait l'objet de nombreux débats qui n'ont pas leur place ici. Utilisés par voie générale, le plus souvent en comprimés ou par voie percutanée (au travers de la peau en crème ou en patch autocollants), les traitements sont supposés agir sur l'ensemble des désagréments de la ménopause en remplaçant les hormones qui ne sont plus secrétées à un certain âge (bouffées de chaleur, troubles du sommeil...). De plus, leur effet local sur la paroi du vagin et la vulve est le plus souvent modéré.

Les produits utilisés localement sur la vulve et dans le vagin n'ont pas les risques du traitement hormonal de la ménopause mais nécessitent une surveillance et un avis médical. Cette supplémentation locale en œstrogènes va améliorer le microbiote vaginal et en particulier les lactobacilles qui favorisent l'acidité du milieu ambiant et réduisent le risque d'infection.
Plus récemment, des traitements au laser ont été proposés mais ils sont encore en évaluation et sont coûteux. Enfin, l'activité sexuelle régulière contribue à maintenir une bonne souplesse et trophicité du vagin.
Cette sècheresse vaginale peut aussi s'observer, plus rarement, pendant toute la vie sexuelle. Elle peut être due à des médicaments qui assèchent les muqueuses (antidépresseurs, antiallergiques, certaines pilules...). On peut également en souffrir au décours des accouchements, après les infections vaginales ou dans des contextes de fatigue, de stress, voire d'absorption d'alcool. Dans tous les cas, il faut d'abord tenter d'éliminer la cause et éventuellement avoir recours à des traitements locaux lubrifiants ou hormonaux.

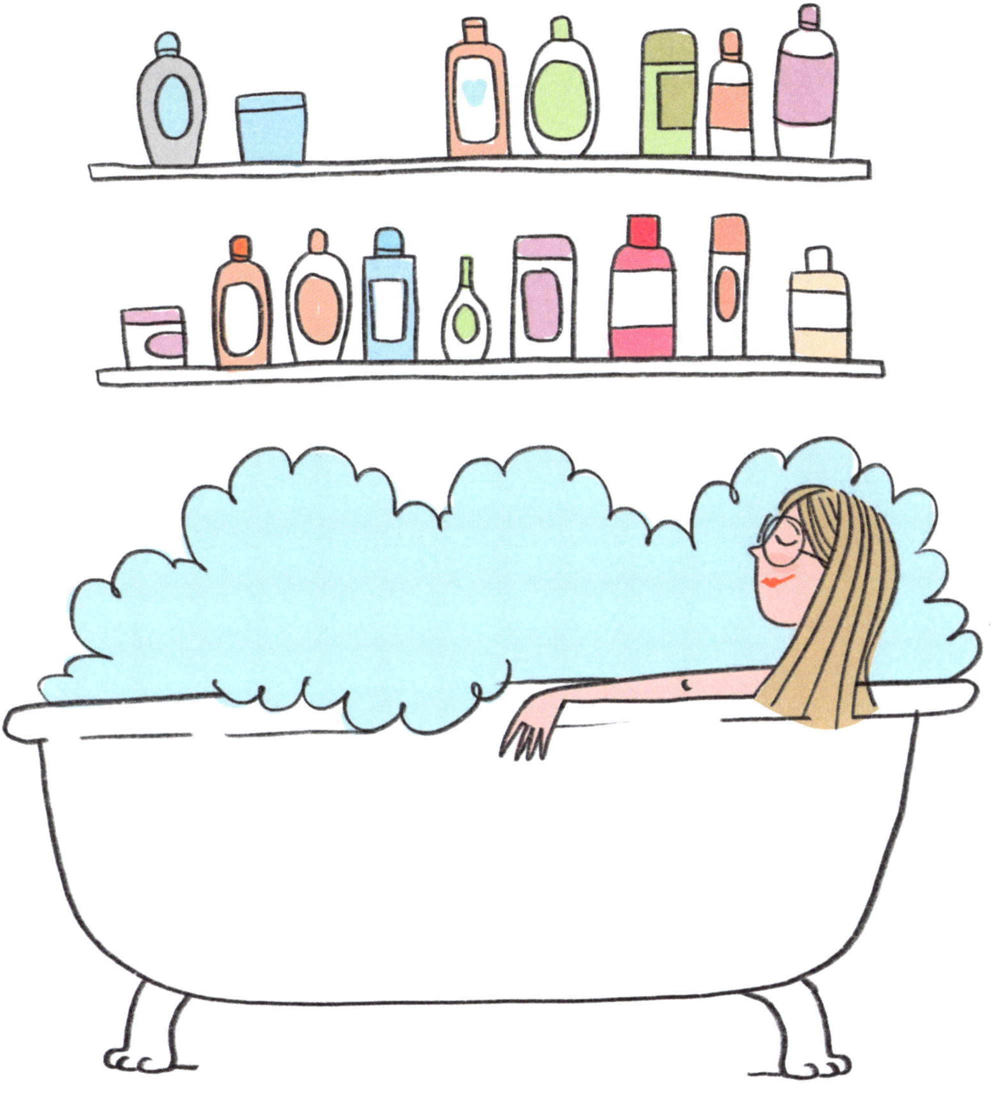

Une toilette intime délicate et sans excès

La toilette intime doit être douce et sans zèle pour ne pas perturber notre flore naturelle protectrice. Ce n'est pas par manque d'hygiène que les infections urinaires se développent mais quelquefois par excès !

Cette toilette ne doit pas être interne dans le vagin mais ne concerner que la vulve et le périnée. Elle doit être réalisée essentiellement à l'eau additionnée de savon doux (comme le savon de Marseille) mais sans substances décapantes qui modifieraient les conditions locales et notamment le pH (acidité).

Bien entendu, des produits comme l'eau de javel sont à proscrire !

Une contraception adaptée

L'utilisation de contraception par des spermicides a également tendance à diminuer l'activité des lactobacilles et peut donc favoriser les infections.

LES TRAITEMENTS COMPLÉMENTAIRES

Ils sont nombreux mais hélas, aucun n'a fait la preuve d'une efficacité telle qu'on puisse le conseiller à toutes les femmes sujettes aux infections urinaires récidivantes.

La cranberry

La cranberry ou canneberge d'Amérique, de son vrai nom *Vaccinum macrocarpon*, est un fruit baie (comme la myrtille ou la framboise) qui pousse dans les plaines humides du centre et de l'est des États-Unis. On en trouve également au Canada et à une moindre échelle dans les Vosges et les Ardennes.
Elle est connue depuis le milieu du XXe siècle pour ses propriétés médicinales et sa capacité à conserver les aliments grâce à une substance qui lui confère sa couleur rouge, la proanthocyanidine A. Les canneberges provenant d'autres régions du monde contiennent de la proanthocyanidine B qui ne dispose pas des mêmes propriétés.

Transformé en jus à plus de 80 %, ce fruit contient également du sucre, de la vitamine C et des fibres, l'ensemble lui donnant un goût acidulé. La proanthocyanidine A empêche la fixation des microbes *Escherichia coli* sur la paroi vésicale mais ne semble pas agir ainsi sur les autres microbes.

Elle aurait aussi une action préventive des caries dentaires. Son efficacité est plus élevée chez les femmes de plus de 50 ans.

Le jus de cranberry a peu d'effets indésirables en dehors de nausées et d'un effet laxatif mais elle contient du sucre et doit donc être utilisée prudemment en cas de diabète.
De nombreux compléments alimentaires à base de cranberry, en comprimés, gélules ou poudre à diluer sont disponibles en pharmacie mais les études réalisées n'ont pas permis de noter une efficacité suffisante pour pouvoir les imposer dans la prise en charge des infections récidivantes. De plus, ne s'agissant pas de médicaments, ils n'ont pas fait l'objet d'une AMM (autorisation de mise sur le marché) et la composition exacte n'est pas toujours clairement indiquée.

Il faut donc choisir des produits dont la composition est clairement indiquée sur la boîte : être de la variété *macrocarpon*, contenir au moins 36 mg de proanthocyanidine A par 24 heures, idéalement en une seule prise. Dans ce cas, le traitement peut être testé en cure d'au moins 6 semaines.
Pour obtenir une dose équivalente, il est nécessaire de boire 300 ml de jus pur par jour (en se souvenant de l'apport non négligeable en sucre dans le jus).

Des formules plus dosées (dites « flash ») supposées traiter l'épisode aigu n'ont pas fait la preuve de leur bénéfice et n'ont pas de place dans la stratégie de traitement.

Les autres phytothérapies

Les compositions qui reposent sur des extraits de plantes ou des principes actifs naturels sont nombreuses et connues de longue date pour certaines.
La bruyère, la busserole, la queue de cerise, l'hibiscus, les pépins de pamplemousse, le mélèze… possèdent des propriétés diurétiques (c'est-à-dire qui augmentent la quantité d'urine fabriquée par les reins) et antiseptiques modérées. Il en est de même de la propolis, résine produite par les abeilles.

Toutes ces substances existent sous d'innombrables formes (liquide, en poudre, en comprimés), seules ou associées entre elles, voire avec de la cranberry.
Certaines femmes notent un soulagement de leurs symptômes et une diminution des récidives d'infections mais peu d'études scientifiques les comparant à des traitements de référence permettent de les conseiller à coup sûr.

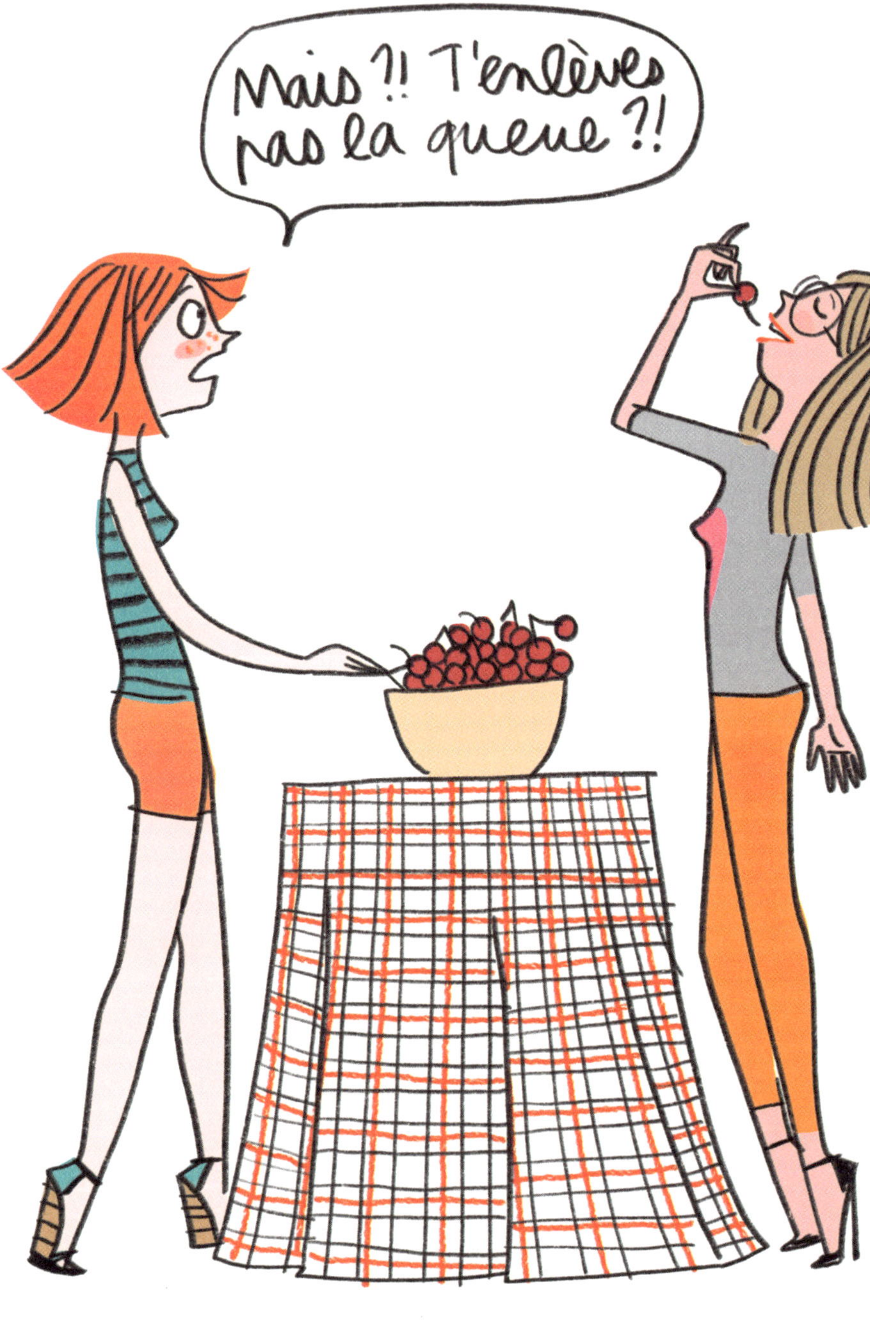
Mais ?! T'enlèves pas la queue ?!

Les probiotiques

Les probiotiques sont des bactéries ou des levures qui se sont révélées bénéfiques pour la santé et qui sont naturellement présentes dans l'organisme et en particulier dans les microbiotes de l'intestin et du vagin. Elles permettent de contrôler le développement des bactéries pathogènes susceptibles de déclencher des maladies ou des infections. Parmi les probiotiques, les lactobacilles sont particulièrement intéressants dans la maîtrise des infections urinaires et en particulier les *Lactobacillus rhamnosus*, *Lactobacillus reuteri* et *Lactobacillus crispatus* qui ont fait l'objet de travaux de recherche.

La flore vaginale contient des lactobacilles qui entretiennent une acidité du vagin, peu propice au développement des infections. C'est la diminution de ces lactobacilles à la ménopause qui explique l'augmentation de fréquence des infections à cette période de la vie.

Ces probiotiques existent sous différentes formes dans le commerce (poudre, gélules, comprimés gynécologiques, voire yaourts) et sont soit des mélanges de bactéries, soit des souches bactériennes pures. Ils existent également sous forme de comprimés par voie orale, associés à de la cranberry.

Ne s'agissant pas de médicaments, les contrôles concernant leur composition ne sont pas stricts et il peut donc être utile d'en essayer plusieurs en cas d'inefficacité. De plus, chaque femme possédant un microbiote différent, il est impossible de recommander un probiotique plutôt qu'un autre mais plusieurs études ont montré un intérêt des lactobacilles, en particulier par voie vaginale, pour la prévention des récidives d'infection. Ils ont par ailleurs l'avantage d'être quasiment dépourvus d'effets secondaires et de ne pas induire de résistance aux antibiotiques.

Le D-mannose

Le D-mannose est un sucre qui empêche l'adhérence des *Escherichia coli* à la paroi vésicale. En effet, la composition chimique de ce sucre fait qu'il va entrer en compétition avec les microbes pour s'accrocher à la paroi vésicale à leur place. Utilisé par voie orale, il est exclusivement éliminé dans les urines et n'influe pas sur le taux de sucre dans le sang (glycémie). Efficace uniquement pour éviter certaines infections à *Escherichia coli*, il semble digne d'intérêt et est l'objet de travaux de recherche.

La vitamine C

La vitamine C acidifie les urines et inhibe la division des microbes dans l'urine. Pour autant, son efficacité sur la prévention des infections semble mineure et elle peut exposer à la fabrication de calculs dans les reins lorsqu'elle est utilisée à dose trop élevée (plus d'1 g par jour).

La vitamine D

La vitamine D favorise la réponse de l'organisme face à une infection (réaction immunitaire) et une étude a montré le bénéfice d'un tel traitement dans la prévention des cystites mais les résultats concernent peu de cas et doivent donc être confirmés.

Les huiles essentielles

Les huiles essentielles peuvent être conseillées pour améliorer le confort. De plus, elles posséderaient des propriétés diurétiques, antidouleur et peut-être antimicrobiennes.
Selon les produits, elles sont utilisées par voie orale, cutanée ou vaginale.
Citons les huiles essentielles de genièvre, de *tea tree*, de girofle, de palmarosa ou de thym qui sont associées dans certains produits et peuvent être combinées à d'autres phytothérapies comme la cranberry. Leur efficacité relative a été montrée dans quelques études scientifiques. Elles sont dépourvues d'effets indésirables.

Les oligo-éléments

Certains éléments chimiques présents en très faible quantité dans l'organisme et appelés oligo-éléments peuvent être utilisés. Il s'agit essentiellement du cuivre, du sélénium et du zinc. Ces oligo-éléments essentiels ne peuvent pas être fabriqués dans l'organisme et doivent donc être apportés par l'alimentation.

Le cuivre et le sélénium ont des propriétés antioxydantes, anti-infectieuses et anti-inflammatoires et ils stimulent nos défenses naturelles.

Le zinc a également des propriétés antioxydantes et il joue un rôle dans l'immunité, c'est-à-dire la réaction de l'organisme face à l'infection.

Ces oligo-éléments, dont le rôle physiologique est connu, sont quelquefois combinés à la cranberry mais aucune étude scientifique n'a prouvé leur efficacité dans cette association.

L'acupuncture

L'acupuncture pourrait être une alternative intéressante dans la prise en charge des infections urinaires récidivantes mais il existe à l'heure actuelle peu d'études scientifiques permettant de confirmer ces résultats.

Les cures thermales

Les cures thermales, en particulier dans les Pyrénées orientales à La Preste-les-Bains, ont fait l'objet de plusieurs études. Outre le fait d'apprendre aux femmes les règles hygiéno-diététiques déjà évoquées, la composition de cette eau a un effet direct. Elle contient du soufre et de la silice qui diminue les possibilités d'adhérence du colibacille sur la paroi vésicale.

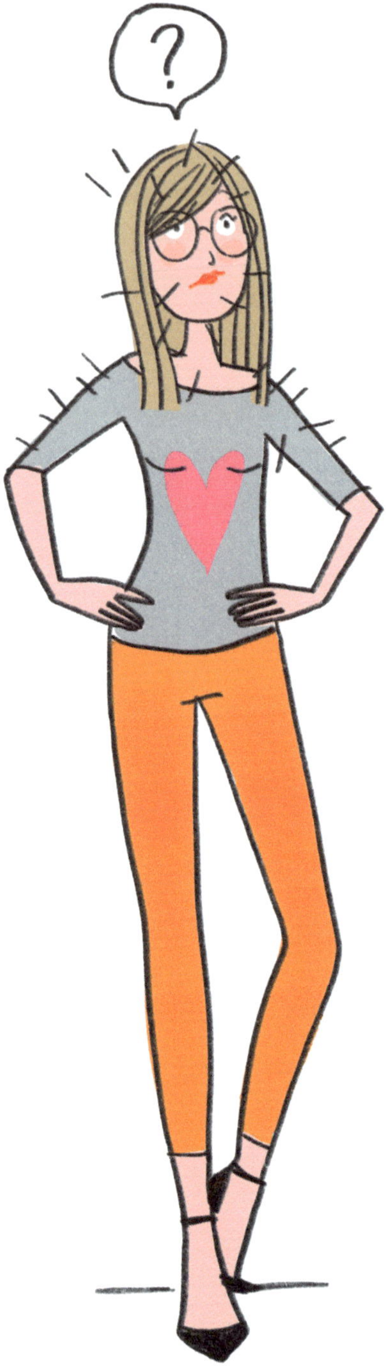

Les traitements par voie vésicale

Les traitements par voie vésicale sont plus délicats car le produit utilisé doit être introduit dans la vessie par l'intermédiaire d'une sonde. Ce geste indolore doit être réalisé par une infirmière ou médecin et ne peut s'effectuer qu'à distance d'une infection.

Plusieurs produits ont été testés dans cette indication, visant à restaurer la paroi interne de la vessie. Il s'agit principalement de l'acide hyaluronique (mieux connu en cosmétologie) et du sulfate de chondroïtine. Leur efficacité et leur bonne tolérance en font des pistes intéressantes mais la faisabilité économique et les résultats à long terme restent encore à confirmer.

LISEZ CE TÉMOIGNAGE !

« Je n'en pouvais plus. »

Moi qui pensais que rencontrer un garçon allait me procurer beaucoup de joies et de satisfactions, j'ai déchanté… Étudiante à Paris, je ne peux retrouver mon compagnon qui vit à Marseille qu'un week-end de temps en temps et à chaque fois, c'est la même histoire. Le lendemain de mon retour à Paris, je suis prise de douleurs, de brûlures en urinant et d'envies impérieuses d'uriner qui m'empêchent d'aller en cours. Je me demandais si c'était CE garçon, pourtant charmant et délicat, qui était la cause de mes misères ou si c'était le simple fait d'avoir des rapports sexuels.

Je suis allée voir le pharmacien qui m'a conseillé de boire beaucoup mais c'est tellement douloureux quand je vais faire pipi que je n'ose pas boire plus.

Mon médecin généraliste m'a donné un traitement antibiotique qui a été très efficace mais le week-end suivant, tout a recommencé !

Après la cinquième crise, je me suis dit que soit je ne pouvais vraiment pas avoir de rapports sexuels, soit il fallait que je trouve une solution préventive et je me suis décidée à consulter un spécialiste.

Dans la mesure où il s'agit d'affections bénignes, beaucoup de médecins prennent cela à la légère et j'ai eu du mal

à trouver un praticien à l'écoute. Sur les conseils d'une amie présentant les mêmes problèmes, j'ai fini par en trouver un, intéressé par mes infections urinaires. Après un interrogatoire minutieux (presque policier !) sur mes habitudes de vie – en particulier sur mes habitudes mictionnelles – et après m'avoir examinée, il a mis au point avec moi une stratégie. Il m'a fait faire une analyse d'urine en crise pour déterminer quel était le microbe en cause et sa sensibilité aux antibiotiques, et m'a prescrit une échographie pour s'assurer notamment que je vidais bien ma vessie.
Muni de ces informations, il m'a donné de nombreux conseils comme boire plus, aller uriner régulièrement en prenant le temps de bien vider ma vessie, aller uriner juste après les rapports sexuels et il m'a conseillé dans un premier temps un traitement préventif par phytothérapie.
Mais surtout, je me suis sentie prise en main et entendue, d'autant que nous avions convenu qu'en cas de nouvel épisode malgré ces conseils, je pourrais sans difficulté le joindre pour qu'il me prescrive un nouveau traitement. Grâce au fait de me sentir comprise et armée de ces bonnes pratiques, j'étais sans doute plus détendue et peu à peu, les crises se sont heureusement espacées. »

Émilie, 20 ans

LES TRAITEMENTS PRÉVENTIFS

En cas d'inefficacité de toutes ces mesures et lorsque les infections sont vraiment handicapantes par l'intensité des symptômes ou par la fréquence (dépassant parfois une crise par mois), on peut proposer un traitement antibiotique préventif. Il sera de durée limitée (quelques mois), en utilisant le produit le mieux adapté possible et en ciblant les périodes où surviennent principalement les crises (après les rapports sexuels chez certaines femmes, dans les périodes de troubles du transit intestinal chez d'autres, voire dans des périodes de stress ou d'impossibilité de s'hydrater suffisamment).

Dans quelques cas, le médecin pourra apprendre à sa patiente comment reconnaître les signes d'une vraie infection débutante et comment l'éradiquer par un autotraitement prescrit d'avance. Ceci contribue à réduire l'inconfort mais aussi le coût, les consultations, les examens et les arrêts de travail.

À RETENIR

- La prévention des infections urinaires récidivantes doit toujours commencer par les règles d'hygiène de vie. Si celles-ci sont insuffisantes, on fait appel aux traitements complémentaires puis, en cas de persistance de crises fréquentes, à un traitement antibiotique préventif.

- L'absorption d'une quantité suffisante de liquides, les mictions dans de bonnes conditions et une toilette délicate sont les mesures essentielles.

- De nombreux traitements complémentaires sont disponibles, inconstamment efficaces et il peut être utile d'en essayer plusieurs pour se débarrasser des infections. Parmi ceux-ci, la cranberry et les probiotiques ont fait l'objet de plusieurs études mais les autres ne doivent pas être sous-estimés, d'autant que ces traitements sont en général dépourvus d'effets secondaires… si ce n'est pour le porte-monnaie !

- **Le traitement antibiotique à petites doses en continu ou après les rapports sexuels ne peut s'envisager que si les crises restent très fréquentes et invalidantes et qu'après une discussion avec son médecin pour évaluer le rapport bénéfice/risque.**

La cystite : cas particuliers

La cystite chez la petite fille

Elle se manifeste surtout chez la petite fille de plus de trois ans. Les signes sont assez similaires à ceux chez l'adulte, c'est-à-dire des envies fréquentes d'uriner avec de possibles pertes urinaires si l'enfant est déjà propre, des brûlures en urinant se traduisant souvent par des pleurs et, quelquefois, du sang.

Le diagnostic nécessite la réalisation d'une analyse d'urine par bandelette réactive éventuellement confirmée par l'analyse au laboratoire (ECBU) en cas de doute. En effet, le recueil des urines dans de bonnes conditions est parfois difficile chez le petit enfant.

Ces analyses et l'examen clinique par le médecin permettent d'éliminer des diagnostics différentiels comme la vulvite ou la vaginite, fréquentes chez la petite fille.

Outre le traitement médicamenteux adapté à l'âge de l'enfant, les règles hygiéno-diététiques sont ici aussi essentielles. Il faut apprendre aux enfants à s'hydrater régulièrement mais surtout à aller uriner lorsqu'ils en ont envie, sans se retenir, et à s'installer confortablement pour vider complètement leur vessie.

Cet enseignement essentiel à la bonne santé urologique est rarement fait et les enfants répugnent souvent à les

appliquer en collectivité en raison de l'état des toilettes, en particulier dans les écoles. Il faut également lutter contre la constipation par un régime alimentaire équilibré.
Lorsqu'il y a de la fièvre, on doit suspecter une infection du rein et réaliser des radiographies à la recherche d'une éventuelle malformation de l'appareil urinaire qui peut provoquer un reflux des urines. Il s'agit d'une anomalie de l'implantation d'un uretère (ou des deux) dans la vessie qui fait qu'à chaque évacuation vésicale, une partie de l'urine remonte vers le rein. Lorsque l'urine est infectée, elle provoque une infection du rein.

La cystite chez la femme enceinte

Pendant la grossesse, la cystite est fréquente mais un peu particulière car les symptômes sont assez différents de ceux observés en dehors de cette période.
En effet, comme nous l'avons vu, les cystites se manifestent en dehors de la grossesse surtout par des brûlures en urinant, mais ces brûlures sont le plus souvent absentes chez la femme enceinte, probablement pour des raisons hormonales.

Le deuxième signe fréquent est le fait d'avoir souvent envie d'uriner mais ceci est très banal pendant la grossesse et ne va donc pas faire penser à une infection urinaire. Effectivement, on observe à cette période une augmentation de la taille des reins, de la quantité de liquides dans le corps et de la filtration du sang par les reins donc la production d'une plus grande quantité d'urine. Par ailleurs, le poids de l'utérus sur la vessie augmente la sensation de besoin d'uriner.

Enfin, les cystites ont plus souvent tendance à se transformer en infection du rein (pyélonéphrites) en raison de la stagnation de l'urine dans les uretères et les reins provoquée par le poids exercé par l'utérus volumineux. Cette urine qui stagne et s'écoule plus difficilement vers la vessie a tendance à remonter vers le rein. C'est le reflux (voir p 65).

Si la cystite survient en dehors de l'accouchement, il n'y a pas de transmission du microbe au bébé mais l'infection peut provoquer des contractions de l'utérus qui risqueraient de provoquer un accouchement prématuré.

Contrairement à ce que nous avons dit pour les femmes non enceintes, il est nécessaire chez la femme enceinte de rechercher régulièrement, par une analyse d'urine, la présence de microbes en raison de la modification des symptômes que nous venons d'évoquer et des conséquences néfastes éventuelles. Ceci concerne en particulier les femmes ayant des antécédents d'infection avant la grossesse ou celles présentant une malformation de l'appareil urinaire. C'est pourquoi le médecin ou la sage-femme prescrivent cet examen, y compris en l'absence de symptômes, vers le quatrième mois de grossesse.

Si l'analyse montre une infection, il convient de la traiter sans tarder.
Le choix de l'antibiotique devra respecter les contre-indications liées à la grossesse, différentes selon le terme. C'est pourquoi l'automédication est particulièrement déconseillée.
Un suivi régulier mensuel, par analyse d'urine, est donc ensuite préconisé par l'équipe obstétricale jusqu'à l'accouchement.
Si la cystite survient après l'accouchement, elle ressemble aux cystites banales déjà évoquées, mais attention à nouveau au choix de l'antibiotique en cas d'allaitement !

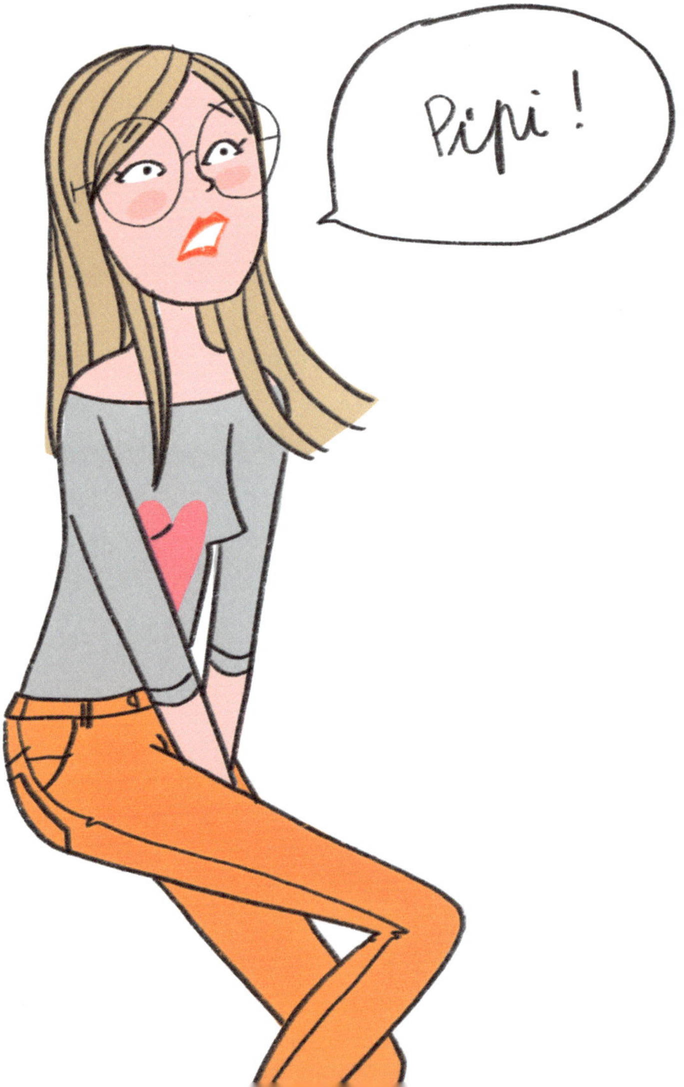
Pipi !

Marie, 32 ans, est enceinte de son deuxième enfant. Elle est inquiète car pendant sa première grossesse, il y a trois ans, elle a dû être hospitalisée en urgence pour une infection du rein, une pyélonéphrite. Cette infection sévère, avec une fièvre élevée et des douleurs rénales, s'était également accompagnée de contractions utérines faisant craindre un accouchement prématuré. Heureusement, l'instauration rapide d'un traitement antibiotique et la surveillance méticuleuse associant l'équipe obstétricale et l'équipe urologique avait permis la poursuite de la grossesse et un accouchement à terme dans de bonnes conditions.
Cette fois-ci, elle ne présente aucun signe évocateur d'infection urinaire mais elle est craintive, d'autant que sa pyélonéphrite était également survenue brutalement sans signes avant-coureurs.
Ses craintes ne sont pas illégitimes car le fait d'avoir des antécédents d'infections urinaires la prédispose plus encore que les autres femmes enceintes et c'est pourquoi il lui a été proposé un protocole de surveillance et de dépistage des infections à partir du quatrième mois de grossesse puis une fois par mois. Ces analyses d'urines régulières permettent de découvrir au plus tôt les signes d'une infection qui cette fois-ci n'est pas arrivée ! Parallèlement, il lui

a été recommandé de bien suivre tous les conseils d'hygiène de vie permettant d'éviter les infections, et en particulier le fait de boire beaucoup.

La cystite chez la femme âgée

Elle est particulièrement fréquente et favorisée par le manque d'hormones. Il faut distinguer la femme âgée en bonne santé et les personnes « fragiles » alitées, handicapées.
Dans le premier cas, la cystite ressemble à celle des femmes plus jeunes mais le traitement médicamenteux doit être adapté à l'âge et à la qualité du fonctionnement des reins. Certaines situations anatomiques comme les cystocèles (vessie en position basse, conséquence des accouchements et du relâchement des tissus) sont responsables d'une moins bonne évacuation de la vessie et donc de la présence d'un résidu qui favorise les infections.

Dans le second cas, des critères de fragilité ont été élaborés par les gériatres et, indépendamment d'éventuelles maladies associées (voir p. 122), ils permettent de classer ces cystites dans la catégorie des infections à risque de complication, c'est-à-dire nécessitant une prise en charge adaptée (réalisations d'examens d'urine au laboratoire, d'examens complémentaires, traitements plus longs et contrôles de l'efficacité du traitement).
Ces critères concernent la perte de poids involontaire, l'alitement, la réduction notable de l'activité physique, la vitesse de marche et la force des muscles.

LISEZ CE TÉMOIGNAGE !

Il est vrai que je ne suis plus toute jeune, j'ai 63 ans, mais je ne comprenais pas pourquoi je me mettais à faire des cystites à répétition depuis 2 ans alors que je n'en avais jamais eu auparavant. Dans mon idée, il s'agissait d'infections que présentaient les jeunes femmes au moment des premiers rapports sexuels mais moi, j'ai trois grands enfants, des petits-enfants et je suis ménopausée depuis environ 10 ans !

J'ai eu longtemps honte d'en parler à ma famille et même à mon médecin traitant et je souffrais en silence, me contentant de boire abondamment avec des infusions de queues de cerises comme je l'avais lu dans les magazines.

Les douleurs et les brûlures finissaient par s'atténuer et par disparaître mais l'embellie était de courte durée et les crises devenaient plus intenses et plus fréquentes. Elles constituaient un handicap de plus en plus important dans ma vie sociale et dans ma vie intime. Je n'osais plus envisager un voyage de crainte d'être malade à un moment inopportun et je redoutais les soirées amicales ayant remarqué que les excès d'épices ou de certains alcools pouvaient être responsables de ces épisodes. J'avais aussi noté que les rapports sexuels, d'ailleurs devenus un peu douloureux, pouvaient déclencher des

crises et je trouvais tous les prétextes pour les éviter, ce qui nuisait à ma vie de couple.
Un jour où mes petits moyens n'ont pas suffi à calmer les douleurs, j'ai fini par m'en ouvrir auprès de mon médecin généraliste. Elle a été surprise que je n'ai rien dit pendant toutes ces années… mais c'est une jeune femme ! Je pensais qu'elle aurait du mal à comprendre ma pudeur à évoquer mes problèmes.
Elle a réalisé les examens nécessaires puis m'a expliqué le rôle de la ménopause et du manque d'hormones sur les infections urinaires.
Munie d'une panoplie de conseils et d'une crème vaginale hydratante et lubrifiante, j'ai pu envisager l'avenir plus sereinement, d'autant que nous avions convenu que, si cette prise en charge était insuffisante, elle me conseillerait éventuellement d'autres traitements.
Je suis à la lettre tous ses conseils et la situation s'est nettement améliorée.
Ce n'est pas si vieux 63 ans finalement ! »

Claude, 63 ans

Henriette, 83 ans, vit seule à la campagne et est très active, tant dans son jardin que pour sa vie culturelle ce qui l'amène à souvent prendre le train pour venir assister à des conférences à Paris. Elle est suivie par son médecin généraliste pour une hypertension artérielle et a eu quelques interventions chirurgicales bénignes (appendicite, hernie). Elle a également eu 4 enfants.
Ses infections urinaires, en général au rythme de quatre par an, l'inquiètent bien que, pour le moment, elles soient faciles à éradiquer par des antibiotiques. En revanche, elle supporte de moins en moins bien ces traitements qui lui provoquent souvent des troubles digestifs. De plus, pendant les infections, les envies d'uriner sont si pressantes qu'il lui arrive de faire pipi dans sa culotte et ceci l'oblige à porter une protection, inconfortable et irritante.
En l'interrogeant, on ne trouve aucune erreur manifeste de comportement de vie : boissons, mictions, toilette... tout est bien réalisé.
En l'examinant, on découvre une vessie en position basse appelée cystocèle (voir p. 62). On lui propose alors de réaliser une échographie de la vessie pour vérifier si cette anomalie de position ne serait pas responsable d'une mauvaise évacuation de la vessie. Cet examen montre effectivement qu'il existe un important résidu

post-mictionnel, c'est-à-dire que lorsqu'Henriette a fini d'uriner, il reste un tiers de la quantité d'urine dans la vessie. La stagnation des urines est un facteur favorisant les infections.
Le traitement chirurgical de cette descente de la vessie a permis de corriger cette mauvaise évacuation vésicale et par là même, de faire disparaître les infections urinaires récidivantes d'Henriette.

La cystite associée à d’autres maladies

Lorsqu’elle survient sur un terrain affaibli, la cystite dite « à risque de complication » nécessite donc une prise en charge particulière. C’est particulièrement vrai en cas de malformation de l’appareil urinaire, de certaines maladies neurologiques responsables d’une moins bonne évacuation de la vessie, en cas de mauvais fonctionnement des reins (insuffisance rénale) ou en cas de maladies diminuant les défenses immunitaires.

Dans toutes ces situations, il faut effectuer l’analyse d’urine au laboratoire (voir p. 58) et, si possible, attendre le résultat de l’antibiogramme avant de débuter le traitement. À la fin de celui-ci, une analyse de contrôle s’assure de son efficacité. Il faut également réaliser des examens complémentaires, notamment radiographiques (voir p. 65), pour compléter le bilan.

Les infections nosocomiales

Lorsque l'infection survient pendant un séjour à l'hôpital ou au décours immédiat de celui-ci, on dit qu'il s'agit d'une infection nosocomiale (ou infection associée aux soins). Dans ce cas, le germe responsable de l'infection est souvent un germe plus virulent résistant à différents antibiotiques. Il est alors impossible d'utiliser un traitement probabiliste. Il faut réaliser un examen cytobactériologique des urines (voir p. 58) et, si possible, attendre le résultat de l'antibiogramme pour débuter le traitement adapté. Il sera également nécessaire de s'assurer de l'efficacité du traitement par une analyse de contrôle 2 à 3 jours après la fin de celui-ci.

À RETENIR

- Les infections pendant la grossesse, chez la femme âgée, chez la femme présentant d'autres maladies, et les infections nosocomiales sont, par définition, des infections à risque de complication pour lesquelles il est préférable d'attendre le résultat de l'ECBU pour commencer le traitement.

- Chez la petite fille, il faut s'assurer qu'il ne s'agit pas d'une infection du vagin, fréquente.

- Chez l'enfant scolarisé, attention à ce que les envies d'uriner soient satisfaites sans trop se retenir pour éviter la stagnation des urines, même si les toilettes des écoles posent parfois un problème !

À ne pas confondre avec une cystite

Certains troubles ressentis peuvent faire penser à une cystite alors qu'il s'agit soit d'une autre infection ne concernant pas la vessie, soit de symptômes ressemblants mais sans infection.

Les infections de voisinage

- Les autres infections de l'appareil urinaire concernent le rein. On les appelle **pyélonéphrites** et les symptômes sont en général beaucoup plus sévères avec, en particulier, une fièvre souvent élevée. Dans ce cas, ce n'est pas l'urine (un liquide qui ne fait que transiter dans la vessie) mais le rein qui est infecté. Cela ne signifie pas forcément une gravité supérieure mais un traitement différent.

Claire a 29 ans. Elle est très active, journaliste vivant en couple, et reconnaît être toujours un peu débordée... Sa santé n'est pas sa priorité, d'autant que n'ayant jamais eu de maladies graves, elle considère qu'elle n'est pas à risque.
Elle boit peu, avale souvent son déjeuner sur le pouce et ne prend même pas le temps d'aller faire pipi avant de quitter son travail.
En rentrant chez elle un soir, elle se sent brusquement fébrile, ce qu'elle attribue à sa surcharge de travail et pense que demain sera un jour meilleur.
Malheureusement, au fil des heures, la fièvre augmente et elle commence à avoir mal dans le dos, plutôt à droite, assez haut. S'il n'y avait pas la fièvre, elle aurait pensé à un faux mouvement mais là, cette hypothèse ne tient pas, d'autant plus que le thermomètre affiche maintenant 39 °C !
Peu à peu, quelques brûlures urinaires apparaissent. Et si c'était une infection urinaire ?
Au petit matin, au lieu de se rendre au bureau, elle se décide à aller voir son médecin traitant. Celui-ci ne peut que confirmer le diagnostic de pyélonéphrite aiguë droite.
Compte tenu de l'absence d'autres maladies et de grossesse, on peut considérer qu'il s'agit d'une infection simple, sans signe de gravité. Le bilan va comporter, outre l'examen clinique, un examen cytobactériologique des urines (voir p. 58)

dont il n'est pas nécessaire d'attendre le résultat pour proposer un traitement et une échographie rénale à réaliser dans les deux jours.

Le traitement antibiotique, par voie orale, sans nécessité d'hospitalisation, va durer 7 jours. Dans la mesure où les symptômes ont régressé très rapidement, ce qui a été confirmé par un contact (au moins téléphonique) après 3 jours, aucun autre examen n'est nécessaire. En revanche, Claire est repartie avec une liste de conseils d'hygiène de vie destinés à éviter qu'une telle mésaventure se reproduise !

- Les **infections génitales**, et en particulier celles concernant le vagin, peuvent ressembler beaucoup aux cystites. Le plus souvent, outre les éventuelles brûlures en urinant, les femmes concernées se plaignent également de démangeaisons et de pertes vaginales mais c'est l'examen médical qui va permettre de faire le diagnostic et de les différencier de la cystite. Contrairement aux infections urinaires, la plupart des infections génitales sont sexuellement transmissibles.

Sarah, 19 ans, est très gênée depuis quelques jours par des douleurs en urinant, des pertes vaginales blanchâtres et des douleurs lors des rapports sexuels. Elle pense avoir une cystite, d'autant que sa sœur en a eu plusieurs et qu'il lui semble qu'elle ressentait les mêmes troubles.
Elle se dirige spontanément vers la pharmacie la plus proche et explique rapidement ses symptômes et en particulier les douleurs en urinant car il lui semble délicat d'évoquer les pertes vaginales devant le pharmacien !
Un traitement flash par voie orale, à base de plantes, lui est conseillé et le pharmacien lui recommande de boire beaucoup.
Malheureusement, la situation ne s'améliore guère et toute éventualité d'un rapport sexuel lui paraît exclue en raison

de la gêne locale. Elle se décide alors à prendre l'avis de sa gynécologue qui, dès l'examen clinique avec un spéculum, conclut à une infection vaginale.
Sarah est envoyée au laboratoire pour faire un prélèvement des sécrétions vaginales et un traitement par ovules, à introduire dans le vagin, lui est proposé, permettant ainsi de guérir rapidement cette infection.
Des conseils d'hygiène locale lui sont également prodigués et il n'est jamais inutile de lui dire que le fait de boire beaucoup peut la mettre à l'abri des infections urinaires même si elle n'en a jamais eu !

Ce qui ne relève pas d'une infection

Certaines femmes présentent des douleurs de la vessie, parfois intenses, qui sont très momentanément calmées par le fait d'uriner et peuvent, par erreur, faire penser à des cystites. Longtemps appelées cystalgies, on les qualifie plutôt maintenant de **syndrome de la vessie douloureuse** ou de cystite interstitielle. Considérées autrefois comme psychologiques, on pense désormais que cette inflammation sans infection est liée à une anomalie de la paroi vésicale qui devient « intolérante » au contact avec l'urine.

Pour éviter des traitements antibiotiques inutiles (et inefficaces), il est donc nécessaire de vérifier s'il s'agit ou non d'infections. Ce syndrome, dont l'intensité est quelquefois très invalidante, peut s'accompagner d'un syndrome de l'intestin irritable – également appelé colopathie fonctionnelle, il se caractérise par des douleurs abdominales et des troubles du transit intestinal –, de troubles du sommeil, voire d'un véritable état dépressif.

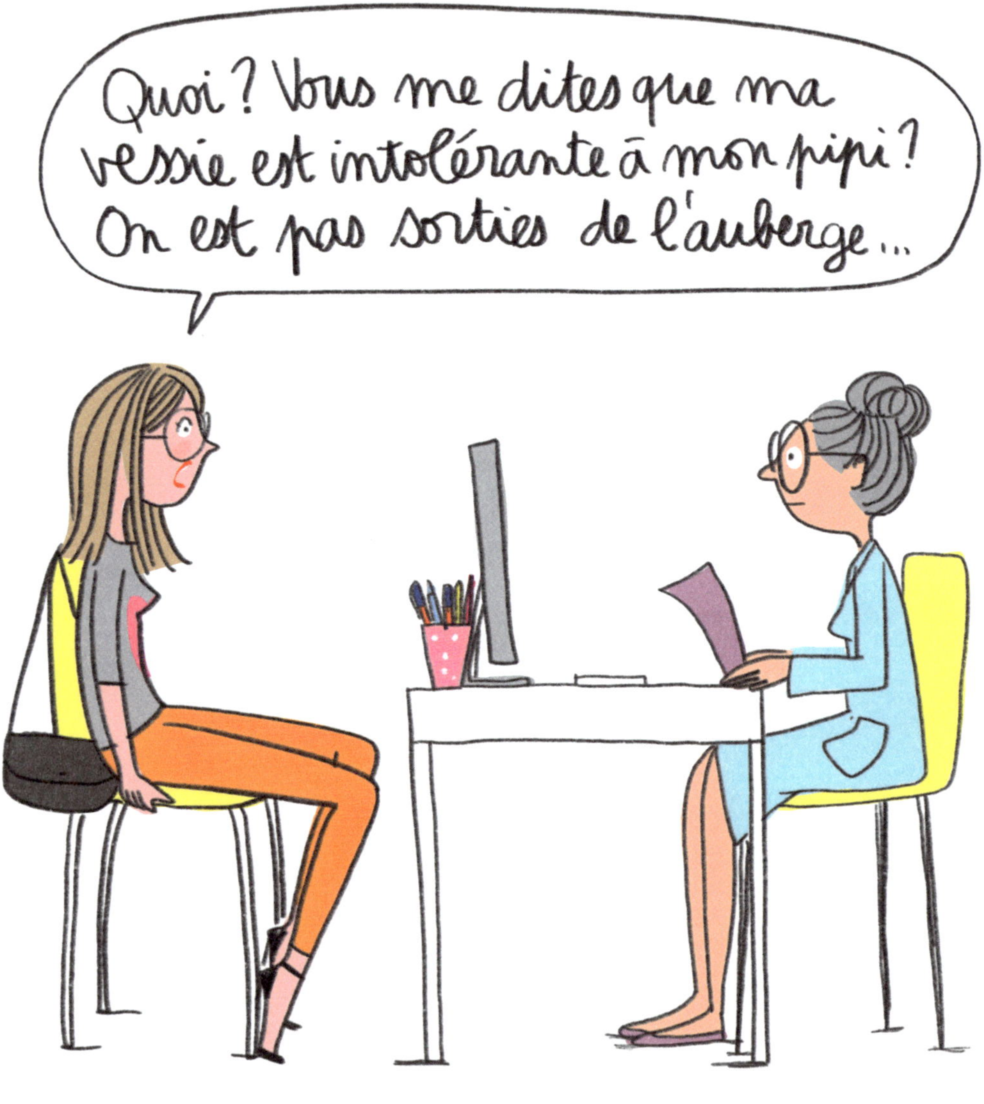
Quoi ? Vous me dites que ma vessie est intolérante à mon pipi ? On est pas sorties de l'auberge...

Solange a 50 ans. Elle est mariée, a trois enfants et un emploi stable dans la fonction publique... mais elle en a assez d'avoir mal ! Depuis plus de dix ans, elle est réveillée plusieurs fois par nuit pour aller uriner et dans la journée, elle doit interrompre ses activités pour vider sa vessie qui la fait tant souffrir.
Elle a essayé de très nombreux médicaments, tous inefficaces. Elle a pris plusieurs antibiotiques, persuadée de faire des infections urinaires à répétition comme cela lui arrivait au début de son mariage, mais ceux-ci n'ont rien changé. Toutes les analyses d'urines récentes sont d'ailleurs normales.
Son médecin traitant lui a conseillé de consulter son gynécologue qui a découvert un petit fibrome sur l'utérus dont l'ablation chirurgicale n'a pas non plus amélioré les douleurs.
Le gastro-entérologue a réalisé une coloscopie qui s'est révélée normale. Solange commence à penser qu'il s'agit d'un problème psychologique et envisage de consulter dans ce sens mais comme les douleurs sont localisées à la vessie et qu'elles s'accompagnent d'envies fréquentes d'uriner, elle se décide à consulter d'abord en urologie.
Bien qu'elle soit excédée, on arrive alors à préciser au mieux ses troubles : des envies très fréquentes d'uriner

jour et nuit, précédées de douleurs intenses et plutôt calmées temporairement par l'évacuation de la vessie. Ses symptômes, leur ancienneté, la négativité des analyses d'urines et l'inefficacité des antibiotiques permettent de penser qu'il ne s'agit pas d'infections urinaires. Un bilan urologique comportant notamment une cystoscopie (voir p. 66) confirme l'inflammation de la paroi interne de la vessie. Il s'agit d'une affection bénigne mais très invalidante appelée syndrome de la vessie douloureuse ou cystite interstitielle qui est une intolérance de la paroi vésicale au contact de l'urine.
Cette affection nécessite une prise en charge multidisciplinaire : urologique (consistant à introduire des médicaments par instillation dans la vessie), diététique (certains aliments comme les épices ou les acides majorant la douleur), rééducative (certaines techniques de kinésithérapie ou de relaxation sont efficaces) et de prise en charge de la douleur par les médecins des centres antidouleur.
Cette collaboration permet au mieux d'atténuer les douleurs dans des délais quelquefois longs et l'accompagnement des associations de patientes est souvent précieux.

Enfin, la présence de microbes dans les urines n'est pas forcément synonyme de cystites : lorsqu'il n'y a pas de symptômes, il s'agit d'une **colonisation bactérienne** qui ne doit pas être traitée en dehors de la grossesse ou lorsqu'une intervention chirurgicale sur l'appareil urinaire est prévue.

Michèle, 65 ans, est très inquiète. Elle est diabétique, doit se faire opérer d'une hanche dans quelques jours et, dans le bilan préopératoire qui a été demandé par l'anesthésiste, l'analyse d'urine révèle la présence de microbes alors qu'elle ne présente aucun signe urinaire. Elle redoute que l'intervention soit reportée alors qu'elle l'attend depuis plusieurs mois et que la marche est de plus en plus difficile. En réalité, son médecin généraliste et l'anesthésiste peuvent la rassurer. Depuis les nouvelles recommandations des sociétés savantes d'infectiologie, d'anesthésie et d'urologie, il n'est plus nécessaire de réaliser d'analyse d'urine avant cette intervention (ce qui aurait été différent si la chirurgie concernait l'appareil urinaire ou si elle était enceinte).
De plus, il ne faut pas traiter par des antibiotiques s'il n'y a pas de symptômes, ce qui est son cas.
On peut tout au plus lui conseiller de boire davantage et l'intervention peut se dérouler sans souci à la date prévue.

À RETENIR

Attention à ne pas confondre les cystites avec des infections voisines (vaginales…) et avec des états inflammatoires sans infection qui ne se soignent pas de la même façon.

Conclusion et perspectives

Le plus souvent totalement bénignes, les cystites n'en constituent pas moins un problème de santé publique. La fréquence des récidives, l'importante utilisation d'antibiotiques à une époque où nous tentons plutôt de les éviter en raison du risque de résistance, l'influence sur la qualité de vie et les dépenses de santé sont cruciales.

La prise en charge, bien que variée, n'est pas parfaitement satisfaisante et les travaux de recherche actuels s'orientent plutôt vers la recherche de vaccins. Utilisables par voie locale (vaginale par exemple) ou en injection, certains sont assez avancés et visent à stimuler la réaction de l'organisme contre le microbe mais aucun n'est, en 2020, suffisamment au point pour avoir obtenu son autorisation de mise sur le marché en France.
Bien que le bénéfice soit souvent de courte durée (quelques mois) et qu'ils ne soient pas dépourvus d'effets indésirables, ils sont déjà largement utilisés en Europe dans certains pays où les règles de mise sur le marché diffèrent.
L'avenir passera peut-être plutôt par des vaccins qui viseraient à empêcher les microbes de s'accrocher à la paroi de la vessie mais ceux-ci ne sont pas encore développés.

Dans l'état actuel de nos connaissances, il est donc indispensable de faire rigoureusement le diagnostic de ces cystites, de rechercher d'éventuels facteurs favorisants et de s'assurer de l'absence de signes de gravité. La prise en charge repose, après le traitement de l'épisode aigu, par la mise en place de bonnes pratiques d'hygiène et d'alimentation suivies éventuellement de l'utilisation de traitements complémentaires et, lorsque c'est indispensable, de petites doses préventives d'antibiotiques.
La démarche de diagnostic et de traitement évoquée dans cet ouvrage devrait permettre de limiter les conséquences personnelles et sociétales de telles infections.

Annexes

Exemple de calendrier mictionnel

	Heure	Volume d'urine (ml)	Sensation de besoin					Boissons	
			0	1	2	3	4	Volume (dl)	Type
	7 h 30	400				X			
Lever	8 h							3	Café
	10 h 30	150				X			
	12 h							2	Eau
	13 h 30	200			X				
	19 h	140					X		
	22 h 30							2	Tisane
Coucher	23 h								
	2 h						X		

Lexique

Antibiogramme : examen de laboratoire permettant de tester la capacité qu'a un antibiotique à détruire un microbe.

Antiseptique : désinfectant utilisable sur le corps.

Calcul rénal : petite pierre se formant dans le rein par cristallisation.

Colonisation bactérienne : présence de microbes sans symptômes d'infection.

Cystocèle : descente de la vessie vers le vagin par affaiblissement des muscles et des tissus situés entre la vessie et le vagin.

Diurétique : substance augmentant la quantité d'urine produite par le rein.

Écosystème : système formé par un environnement et par les organismes qui y vivent.

Glycémie : quantité de sucre dans le sang.

Hématurie : présence de sang dans les urines.

Infection nosocomiale : infection liée aux soins, apparue pendant un séjour à l'hôpital ou juste après celui-ci.

Lactobacilles : espèce bactérienne, non pathogène, ayant la propriété de transformer le lactose en acide lactique.

Leucocytes : globules blancs.

Méat urétral : orifice terminant l'urètre, par lequel s'écoule l'urine.

Miction : évacuation de l'urine, le fait d'uriner.

Muqueuse vésicale : paroi interne de la vessie en contact avec l'urine.

Néphron : la plus petite cellule du rein. Il est responsable de la fabrication de l'urine.

Nitrites : produit de la transformation des nitrates par les microbes.

Œstrogène : hormone sexuelle féminine dont la production par les ovaires diminue puis s'arrête après la ménopause.

Oligo-élément : sel minéral nécessaire à la vie mais en petite quantité.

Pathogène : susceptible de provoquer une maladie.

Périnée : paroi inférieure du pelvis, essentiellement musculaire.

pH : mesure de l'acidité d'une substance.

Phytothérapie : traitement basé sur les plantes.

Pollakiurie : augmentation de la fréquence des mictions, mais pas forcément du volume uriné.

Polype : excroissance généralement bénigne de tissu.

Probiotiques : bactéries naturellement présentes dans l'alimentation et les microbiotes semblant exercer un effet favorable sur la santé.

Prostate : petit organe situé chez l'homme sous la vessie et fabriquant le liquide nécessaire à la croissance des spermatozoïdes.

Pyélonéphrite : infection du rein.

Réponse immunitaire : réaction de l'organisme à la présence d'un « intrus » comme un microbe (mais également une greffe).

Résidu post-mictionnel : quantité d'urine présente dans la vessie quand on a fini d'uriner.

Spermicide : contraceptif ayant la capacité de détruire les spermatozoïdes ou de les empêcher de progresser.

Syndrome de la vessie douloureuse : maladie inflammatoire de la vessie entraînant des douleurs, liée à une incompatibilité entre la muqueuse et l'urine.

Urée : produit de la dégradation des protéines. Son augmentation dans le sang traduit un mauvais fonctionnement des reins.

Bibliographie

Recommandations de la Société de pathologie infectieuse de langue française (SPILF), mises à jour, 2018.

Recommandations de l'Association française d'urologie (AFU).

« Cystites », site www.ameli.fr.

Les infections urinaires, Bernard Lobel, Eyrolles, 2007.

L'autrice

Le docteur **Sophie Conquy**, praticien hospitalier dans le service d'urologie de l'hôpital Cochin à Paris, a passé plus de 30 ans à partager son temps entre la prise en charge des infections urinaires et celle de l'incontinence urinaire. Membre de l'Association française d'urologie, elle a participé aux travaux de son Comité d'infectiologie dont l'un des buts est l'élaboration des recommandations de bonnes pratiques.

Également aux éditions Mango

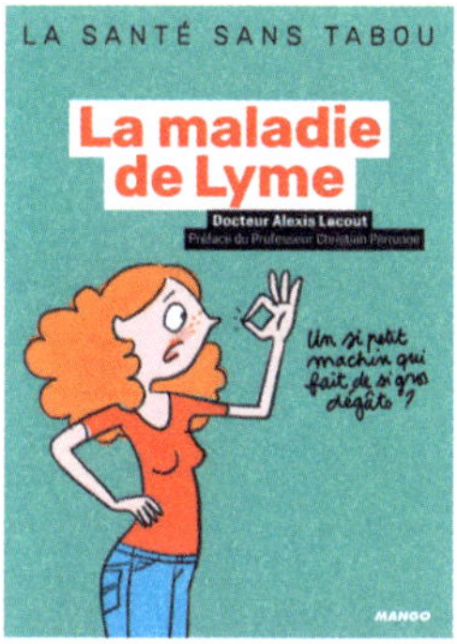

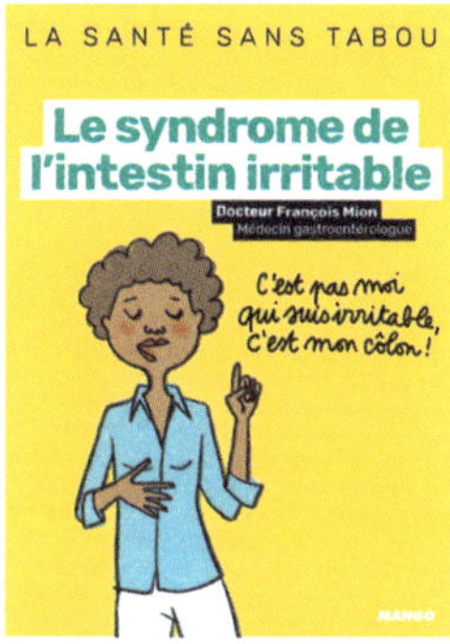

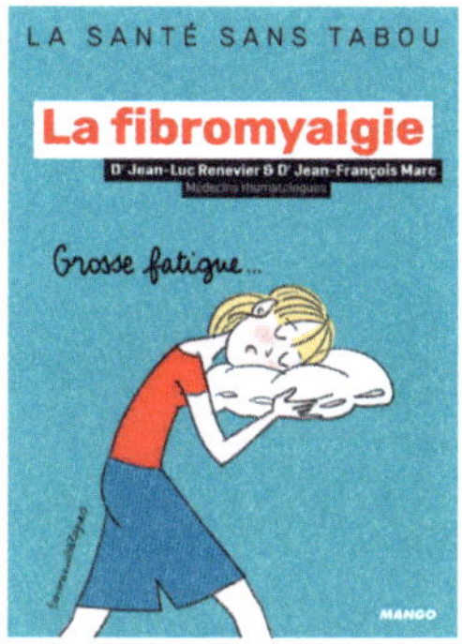

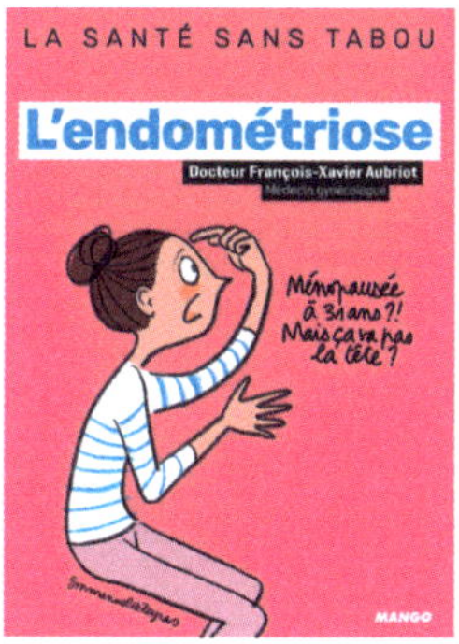

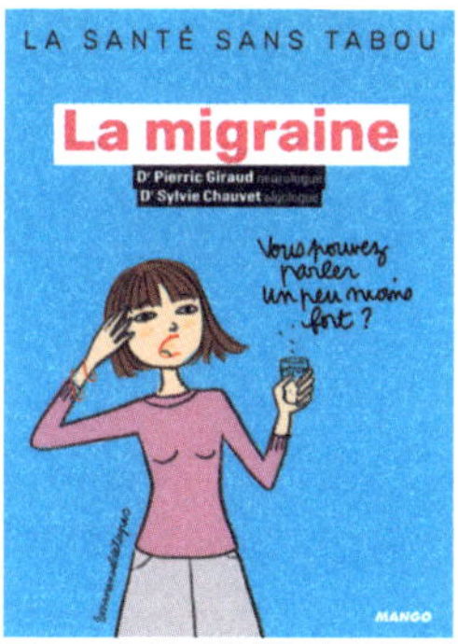

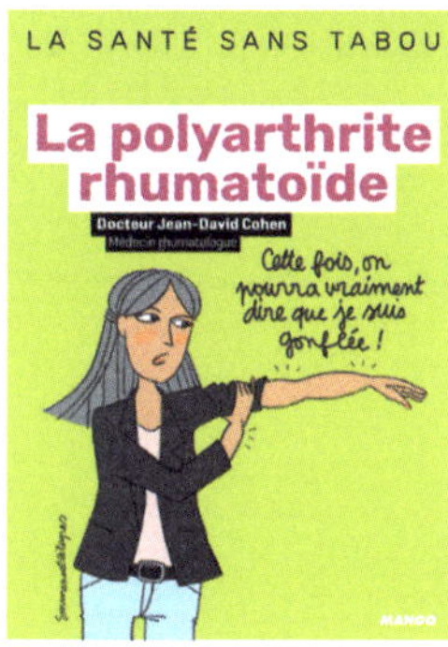

Direction **Guillaume Pô**
Direction éditoriale **Tatiana Delesalle**
Édition **Iris Dion**
Direction artistique **Sylvaine Beck**
Création graphique
et mise en pages **ADGP**
Illustrations **Emmanuelle Teyras**
Illustrations techniques **Laurent Stefano**
Direction de fabrication **Thierry Dubus**
Suivi de fabrication **Julia Mirenda**

Ce livre est composé avec la typographie Rubik dessinée par Hubert & Fischer.

www.mangoeditions.com

Dépôt légal : septembre 2020
1re édition
ISBN : 9782317025402
Code MDS : MN25402

Achevé d'imprimer en août 2020
par Interak en Pologne
N° d'édition : M20163

MIXTE
Papier issu de sources responsables
FSC® C015559

Imprimé en Pologne sur du papier certifié FSC® (issu de forêts gérées de façon responsable), avec des encres végétales, sur les presses de Interak, un imprimeur labellisé pour ses pratiques respectueuses de l'environnement.